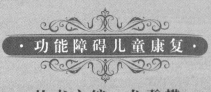

· 功能障碍儿童康复 ·

丛书主编　尤登攀

# 脑瘫儿的疗育

主编◎王兴宏　尤登攀　李苗苗

郑州大学出版社

**图书在版编目(CIP)数据**

脑瘫儿的疗育 / 王兴宏, 尤登攀, 李苗苗主编. — 郑州 : 郑州大学出版社, 2021. 6

(功能障碍儿童康复 / 尤登攀主编)

ISBN 978-7-5645-7633-2

Ⅰ. ①脑… Ⅱ. ①王…②尤…③李… Ⅲ. ①小儿疾病-脑瘫-诊疗②小儿疾病-脑瘫-康复医学 Ⅳ. ①R748

中国版本图书馆 CIP 数据核字(2021)第 072765 号

脑瘫儿的疗育

**NAOTANER DE LIAOYU**

| 策划编辑 | 郜　毅　吕双喜 | 封面设计 | 曾耀东 |
| 责任编辑 | 席静雅 | 版式设计 | 苏永生 |
| 责任校对 | 孙园园 | 责任监制 | 凌　青　李瑞卿 |

| | |
|---|---|
| 出版发行 | 郑州大学出版社有限公司(http://www.zzup.cn) |
| 地　　址 | 郑州市大学路 40 号(450052) |
| 出 版 人 | 孙保营 |
| 发行电话 | 0371-66966070 |
| 经　　销 | 全国新华书店 |
| 印　　刷 | 新乡市豫北印务有限公司 |
| 开　　本 | 890 mm×1 240 mm　1 / 32 |
| 印　　张 | 9.875 |
| 字　　数 | 222 千字 |
| 版　　次 | 2021 年 6 月第 1 版 |
| 印　　次 | 2021 年 6 月第 1 次印刷 |

| | | | |
|---|---|---|---|
| 书　　号 | ISBN 978-7-5645-7633-2 | 定　　价 | 48.00 元 |

本书如有印装质量问题,请与本社联系调换。

# 编委名单

主　编　王兴宏　尤登攀　李苗苗

副主编　焦晓波　袁　园　张俊广
　　　　贾　佳　苏弯弯

编　委　郭晓蕾　金　宁　张宝珠
　　　　张军杰　柴明雷　任金叶
　　　　王韧毅

# 主编简介

　　王兴宏,男,1977 年 11 月出生,副主任医师。2000 年 11 月参加工作,2003 年 8 月开始在我中心康复科工作至今。2006 年到中国康复研究中心北京博爱医院进修儿童康复半年,2017 年到河南省中医药大学第一附属医院儿三科进修半年。现任洛阳市妇女儿童医疗保健中心康复科病区副主任,河南省残疾人康复协会第一届儿童康复专业委员会委员。曾撰写论文十余篇,在脑性瘫痪、智力发育障碍、癫痫、脑外伤、抽动症、注意缺陷多动障碍等疾病的康复治疗领域较为擅长。

# 内容提要

　　本书结合最新颁布的中国脑性瘫痪康复指南(2015)，系统介绍了小儿脑瘫的定义、病因、临床表现及诊断，对脑瘫的高危因素、早期诊断、脑瘫的现代康复方法，均做出了详细的说明。对各种治疗方法的机制、神经生理学意义和治疗手技操作也做了说明。根据脑瘫病儿多有重复障碍的特点，介绍了运动发育训练、生活能力训练、语言矫治及各种理疗仪器、按摩、针刺、穴位注射、矫形器的应用等综合疗法。增添了脑瘫的各项评估及脑瘫病儿的家庭日常护理的有关内容。

　　本书可供基层医院儿科、妇产科、儿保科及康复科的医师参考，也是患儿家长的良师益友。

# 前言

　　《脑瘫儿的疗育》是务学正主任医师主编的一本关于脑瘫相关知识的医学书籍，为从事儿童康复的基层医院医生、儿童保健医生、及脑瘫病儿家长提供了很大的帮助。务学正主任虽年事已高，退休多年，但一直服务于脑瘫病儿，不断学习，因距第二版出版已经多年，脑性瘫痪的相关知识不断更新，有了不少新的变化及进展，务主任感到需要将《脑瘫儿的疗育》进行再版。本人受务主任嘱托，和科室同事一起在《脑瘫儿的疗育》第二版的基础上，增加了一些脑瘫方面的较新的学术成果，完成了《脑瘫儿的疗育》第三版编写工作。

　　脑瘫目前仍是小儿致残的主要疾病之一，给家庭和社会造生了相当大的负担，家长为患儿能够得到有效且高效的治疗四处奔波，身心俱疲。我作为一名儿科医师，致力于儿童脑瘫康复专业的工作已有近二十年，为洛阳市儿童康复事业的发展历经艰辛坎坷。我们的科室在这些年间得到了长足的发展，建立起项目齐全、综合实力完善的脑瘫评估、诊断、治疗体系，业务工作居洛阳市领先水平，在河南省内享有较高的知名度。看到脑瘫康复事业的蓬勃发展，看到众多脑瘫病儿经过康复取得进步，看到这些患儿再也不用远赴外地艰难求医，在本地就可以的到科学的评估、诊断与治疗，我为我的选择与付出感到欣慰。

现在我将我对脑瘫的认识和多年来积累的临床经验拿出来与各位同道分享。由于本人水平有限,时间仓促,书中不妥之处在所难免,敬请各位读者批评指正。

尤登攀

2021 年 3 月于洛阳

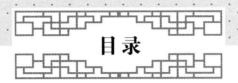

# 目录

# 第一章  儿童生长发育概述

儿童与成人不同,其机体从出生一直到青春期始终处在不断生长发育的动态变化中,各器官、组织、系统逐渐长大并发育成熟,是"长身体、长知识"的重要时期。儿童是发育的个体,儿童神经医学与成人不同之处也就在于有发育过程之参与和影响。神经系统在不同的发育阶段受损后之结果不同,在疾病过程中的表现也有其特殊性。同一临床的病症,其发病机制儿童与成人可能不同。此外,在修复机制方面也有其特点。因此,儿童的体格和神经的健康发展迫切需要正确的引导,这正如阳光、空气、水对生命的意义一样不可缺少。

## 第一节  儿童生长发育特点

人的生长发育是受先天遗传因素和后天环境因素综合影响的复杂生物学过程。生长表示形体的增加,是伴随着细胞数量的不断增加,细胞的增大及细胞间物质的增多,表现为身体各组织、器官的大小、重量以及身体化学成分的变化;发育表示功能的演进,是指身体各系统器官及组织在功能上的分化和不断完善,表现为技能和复杂功能的增强;两者相互联系、相互制约构成完整的一体,贯穿于从精卵结合到青春期结束的全部过程。生长发育是由遗传和环境两方面决定的,因此,每个儿童的生长过程必然会有些差别,显示出自己的特点。但是每个儿童成长的过程大致是相同的,一般遵照以下规律。

## (一)儿童年龄的分期

在整个生长发育期,其生长过程是连续不断进行的,有时快些,有时慢些。一般体格生长,年龄越小增长越快,出生后,以最初 6 个月生长最快,尤其是前 3 个月;后半年起逐渐减慢,到青春期又突然加快。在这一过程中随着人体质和量的变化,形成了不同的发育阶段。根据各阶段的特点可将儿童生长发育过程划分为以下几个阶段。

胎儿期:从受精卵形成到胎儿出生为止,共约 40 周。此期可分为 3 个阶段:①细胞期,也就是受精期,奠定了各种染色体上数以万计基因的位置及其遗传信息的特征,就好像给未来的小宝贝制定了一张设计图。②胚胎期,妊娠 3 个月以内,是细胞分裂增殖,内脏各个系统的器官分化成形阶段。此期最容易受不利因素,例如化学物质、放射线、感染等的影响而使分化中的内脏器官发育异常,如先天性脑、心脏畸形。③快速生长阶段,从妊娠 3 个月到出生。若胎儿 7 个月时出生,已有存活的可能性。

新生儿期:自胎儿娩出、脐带结扎至 28 天的时期,此期实际包含在婴儿期内。新生儿期是从胎内生活到胎外生活的适应时期。随着出生后呼吸、循环等器官产生激烈变化,新生儿容易生病,死亡率高,严重的先天畸形和功能缺陷者常于该期发生。

婴儿期:满月后到1周岁之前。婴儿期是生长速度最快时期,与出生时的体重相比,3个月时约为2倍,1周岁时约为3倍,2周岁时约为4倍。此期容易出现营养和消化紊乱,同时也容易发生各种感染和传染性疾病。

幼儿期:自1岁至满3周岁之前。身体生长速度比婴儿期缓慢,智能发育迅速,语言、思维、社交能力的发育增速,生活上逐渐脱离对母亲的依赖。同时,意外伤害发生率非常高,应格外注意防护。

学龄前期:自3周岁至6~7岁。这时期的小儿体格生长发育处于稳步增长状态,智能发育更加迅速,自理能力和初步社交能力得到锻炼。

学龄期:自6~7岁至青春期。各种生理功能的发育趋向成人水平,对疾病抵抗力增强,对社会环境日渐熟悉,也就是儿童社会化期。这时期儿童学习最简单、最起码的各种知识,例如爱卫生、讲礼貌、守纪律、尊敬父母和老师、互助友爱及助人为乐等。

青春期:一般为10~20岁。体格生长发育再次加速,出现第二个高峰,同时生殖系统的发育也加速并逐渐趋于成熟。

(二)生长发育的程序性

身体各部位的生长发育有一定的程序。在母体,胎儿形态发育首先是头部,然后为躯干,最后为四肢。婴儿的动作发育是先会抬头、转头,然后能翻身、直坐,最后才会直立行走。从肢体动作看,是粗大动作先发育,精细动作后发育;近端先发育,远端后发育。肢体形态是四肢先于躯干,下肢先于上肢。

（三）身体发育不均衡性

人体的发育是快慢交替的,呈波浪式的速度曲线。在生长全过程中,有两次生长突增高峰:第一次是从胎儿中期(孕 4 ~ 6 个月)到1 岁;第二次是青春发育期,此期女孩较男孩早 2 年出现。

由于身体各部位的生长速度不同,所以在整个生长发育期各部位的增加幅度也不一样。一般头颅增长 1 倍,躯干增长 2 倍,上肢增长 3 倍,下肢增长 4 倍。儿童期身体各系统的发育也是不平衡的。儿童出生后脑神经系统发育最快,在最初 6 年持续以最快的速度发育着,到学龄前期已接近成人水平;淋巴系统的发育在第一个 10 年中表现出一种特殊的速度,10 年左右发育达到最高峰,已达成人时期的 200% ,在第二个 10 年,随着其他各系统的成熟,相对抵抗力增强,淋巴系统逐渐退而回缩;皮下脂肪发育年幼时较发达,而肌肉组织则需到学龄期才发育加速。生殖系统的发育,第一个 10 年几乎没有什么发展,而在第二个 10 年间的全身发育后才迅速发育。

（四）影响儿童身体发育的因素

影响儿童身体发育的因素,包括先天因素及后天因素。先天因素是遗传基因及发育过程中环境因素之间复杂相互作用决定的,后天的环境因素主要包括儿童生长过程的营养、睡眠及运动等。

儿童的身体处在生长发育期,机体的新陈代谢旺盛,而活动量又大,所以能量的消耗比成人大得多。为保证身体的发育,他们需要摄入更多的食物,以补充能量消耗。蛋白质、脂肪、糖类是食物营养的三种基本成分,尤其是蛋白质,它是儿童生长发育的最佳"建筑材料"。与成人相比,儿童需要的蛋白质数量较多,质量也较好。专家们建议,儿童所需的蛋白质应有 50% 来源于动物性食物,如鱼肉、鸡蛋、牛奶和禽畜肉类。大豆含蛋白质高且富含谷类所缺乏的赖氨酸,应多吃。还应注意豆类、谷类与动物性食物的搭配,提高蛋白质的营养价值。要养成定时定量进食,不偏食、不挑食的良好饮食习惯。

孩子的生长主要在睡眠中完成,而且每年 5 月长高最快。人体生长激素的分泌是有规律的,在睡后 1 小时开始上升,2～4 小时达到高峰,晚上 10 时至深夜 1 时是生长激素分泌的高峰期,也是人体内死亡细胞与新生细胞交替最活跃的时间。如果错过这段睡眠时间,势必对孩子的生长发育带来不利影响,即使以后补充睡眠时间,也无法弥补。有报道称,超过 1/10 的小学生和 1/3 的中学生正在遭受睡眠不足的隐性伤害。老师及家长应重视这个问题,指导孩子合理安排作息时间,儿童年龄越小需要睡眠时间越多,儿童的睡眠时间不宜少于 10 小时,避免睡眠不足。

孩子们根据兴趣爱好,选择方便易行和易于坚持的运动项目。

有氧运动:游泳、快步行走、骑车、球类、滑冰等有氧运动,通过大肌群参与有节律的反复运动,加速血液循环,促进新陈代谢和生长激素的分泌。有氧运动最好每周 3～5 次,每次 30～60 分钟;每天不超过 2 小时,可分 2～3 次进行。

弹跳运动:人体的高矮主要由下肢骨骼长短决定的。跳绳、跳皮筋、蛙跳、纵跳摸高等弹跳运动,可使下肢得到节律性的压力,充足的血液供应,加速长高。弹跳运动以每天 1~2 次,每次 5~10 分钟为宜。

伸展运动:引体向上、韵律操、太极拳、踢腿、芭蕾舞练习等伸展运动,可增加柔韧性,使身体变得更加轻松和灵活。配合前两种运动,每周进行 3~5 次。

心理学家认为,如果孩子缺乏爱抚,精神上受到压抑,心灵上受到创伤,会导致神经—内分泌功能紊乱,进而使有助于生长发育的生长激素、甲状腺素分泌减少,导致孩子生长发育障碍。因此,应及时改变孩子的生活环境,消除对孩子的不良刺激,使他们心情愉快,处在一个和谐的家庭及校园环境中健康成长。

# 第二节　发育神经学知识

小儿与成人不同,机体处在不断生长发育阶段,随着神经系统的逐渐成熟,小儿的神经反射、姿势反射等运动功能在发育神经学上也表现出一定的特点与规律,掌握这些特点与规律称为神经发育学。将这些知识,可用于健康检查,还可以作为一种检查手段,发现异常,诊断疾病。下面介绍一些发育神经学的基础知识,以便运用它进行发育神经学的发育评价,帮助准确诊断、早期康复脑瘫患儿。

(一)脑的重量及位置

脑位于颅腔内,包括大脑、间脑、小脑、中脑、脑桥和延髓等 6 个部分,通常又把中脑、脑桥和延髓合称脑干。也有人认为脑干应包括间脑。大脑位于脑的上端,由大脑两半球组成。小脑位于大脑的后下方。脑干上连大脑,下连脊髓,后连小脑。出生时,脑的发育领先于其他系统器官(图1-1,图1-2)。

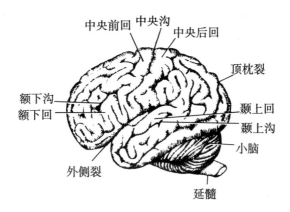

图1-1 大脑半球外侧面观

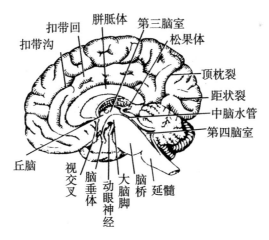

图1-2 大脑半球内侧面观

在发育过程中,脑的发育与躯体及内脏的发育均不相同。在生后第一年,脑的发育特别迅速,到第一年末,脑的重量增加到 900 g,为新生儿期的 2.5 倍左右,已达成年期脑重的 2/3。

（二）神经系统的发生与分化

我们对大脑发育和功能知之不多,但可通过检查神经反射活动及其他神经活动,间接地了解脑的功能,早期发现婴儿脑损伤情况。

胚胎在第二周发育成 3 层,即外胚层、中胚层和内胚层,神经系统起源于外胚层。

1. 胚胎期神经系统发生与分化

（1）神经板。神经外胚层背侧中线的被覆上皮细胞增殖增厚,形成神经板。

（2）神经褶与神经沟。神经板两侧边缘逐渐隆起,卷曲形成神经褶,中央下陷成神经沟。

（3）神经管。神经褶向中间拢,神经沟成管状,在受精后第 4 周,神经管两端的神经孔闭合。神经管头端较阔,将来发育成脑;尾端较细,将来发育成脊髓;中央管腔发育成脊髓中央管。到第 4 周末,神经管头端形成前、中、后 3 个脑泡。第 5 周开始,出现头曲,颈曲和脑桥曲。第 6 周,出现左右两个脑泡（端脑）、间脑、中脑和菱脑。到第 7~8 周,大脑半球、基底节、丘脑、交感和副交感神经、眼、脑血管均已分化。

（4）神经管上皮的分化。第 6 周末,神经管上皮细胞分为室管膜层(发育成脑室 管膜胶质)、中层新生细胞(发育成神经元和胶质细胞)、边缘层(形成脑脊膜)。

(5)脑细胞发育。第 7 周,脑细胞向外移行,早分化的细胞在外部,分化的新细胞通过深层转移到外层,形成皮质的各分层。受孕后的 10 ~ 18 周为大脑皮质细胞分化的旺盛阶段,20 ~ 25 周脑细胞已接近成人,25 周细胞基本结构完整。

2. 脑细胞发育的特点

(1)数量。成熟的脑细胞称之为神经元,神经元包括多边形的胞体、突起(树突和轴突)。人脑中的神经元不少于 100 亿个。

(2)一次性完成。脑细胞形成主要在妊娠头 3 个月至生后 1 岁。过了此时期,神经细胞不再复制或再生。

(3)出生后的发育。表现为神经细胞的体积增大,神经纤维增多、增长、增粗;神经纤维的髓鞘化,在 6 个月前速度最快,以后减慢,30 岁左右全部完成;6 岁以后以轴突和树突间的联系加强,神经环路的增加为主。

(4)神经纤维的髓鞘化。不同的神经纤维髓鞘化不一致,所有主要感觉束髓鞘化在出生时已相当充分。听神经出生时几乎所有的纤维均含有较多的髓鞘,整个听觉通路的髓鞘化在 2 岁时已完成;视神经以外的视觉通路神经髓鞘化在出生时已相当充分。而视神经仅在眼眶一段有少量髓鞘。运动神经纤维的髓鞘化在出生时才开始,但与吞咽、吸吮动作有关的脑神经纤维的髓鞘在出生前已经形成。大脑皮层纤维的髓鞘化则一直持续到成年。

（5）婴幼儿期神经发育特征。婴幼儿期髓鞘化程度低,分化差,兴奋易泛化。神经元数量与纤维的复杂程度与儿童智商呈相关。

大脑皮质是中枢神经系统的最高部位,是高级中枢。各种感受器和身体各部分的运动,分别由大脑皮质的一定部位来管理,这个部位叫功能中枢。大脑皮质较为重要的功能中枢有:躯体运动区、躯体感觉区、视觉区、听觉区、言语区、书写中枢等。儿童12岁以前,大脑左半球的优势还未完全建立,此时如左半球受损伤,还可能在右半球皮质再建立起这种优势而使语言功能得到恢复。

3. 神经系统发育异常

神经系统不同的发育时期受到生物(包括遗传因素)、物理和化学等有害因素刺激,其发育异常的表现不同。

有害因素作用于胚胎发育4周以前,可导致神经管闭合不全伴椎管闭合障碍,表现为无脑儿、脑脊髓膨出、脊膜膨出、先天性脊髓纵裂等畸形。

脑损伤可引起病理性的过度反射姿势,可用强直这一概念描述。强直是指当刺激出现时,婴儿好像固定于或"卡在"特定的反射姿势,直至刺激的移去。

(三)神经系统发育

神经系统的发育在胎儿时期领先于其他各系统,刚出生的新生儿脑的重量是370 g,约占体重的10%;而成人的脑为1 500 g,仅占体重的2.5%。出生后6个月时脑重600~700 g,为出生时的2倍;

2 岁时可达 900 ~ 1 000 g,约为出生时的 3 倍;7 ~ 8 岁时已接近成人的脑重量,男女几乎无差别,出生时脑细胞数量与成人相同,大约 140 亿。但轴突及树突少而短,机能不完善。主要是髓鞘化不完善,故刺激引起的冲动传入大脑时,不仅传导的速度慢,而且易泛化,不能形成明显的兴奋性,运动呈总体反应,活动主要由皮质下系统控制。新生儿时只有脊髓水平与脑干有髓鞘化,随着生长逐渐向大脑皮质发育,2 个月可达脑桥,6 个月达中脑,1 岁大脑皮层髓鞘化才能发育,4 岁时才能完成,髓鞘化后才能建立神经纤维之间的联络。所以小儿时期神经系统的发育只能从原始的反射开始,并逐渐向高级水平的大脑皮层反射发育,从本能的反射向随意动作的方向发展。

1. 神经运动的发育

儿童运动与神经系统功能发育和成熟水平以及骨骼、肌肉发育水平相关,运动能力反映了儿童的神经系统的发育水平,因此,运动发育也称之为神经运动发育。运动扩大了儿童同外界的联系,促进感知觉和思维的发育,因此运动又与儿童心理发育有密切联系。儿童运动发育包括涉及大肌群的发育的粗大动作,称之为粗大运动,如抬头、坐等;另一类运动涉及手抓握和精细操作,称之为精细运动。

(1)儿童运动发育的程序性。儿童运动发育受遗传和环境因素的共同作用,其顺序和进程遵从一定的规律,前一步未完成,后一步不会发育。其运动发育的顺序包括以下几个规律。

1)由上到下:儿童运动发育首先表现为头的控制,然后是躯干的发育,最后是下肢的发育,即儿童粗大运动总是沿着抬头、翻身、坐、爬、站、走、跑、跳的顺序发展。

2）由近到远：从躯干开始，接近躯干的肌群先发育，远离躯干的肢端动作后发育，如上肢发育沿着肩头、上臂、肘、腕、手、手指的顺序发育。

3）由粗到细：粗大运动先发育，精细运动后发育。如 3 个月的婴儿高兴时出现"手舞足蹈"，4～5 个月婴儿取眼前玩具用整个手臂，6 个月左右婴儿可用拇指和其余四指端取物，9 个月婴儿可用拇指与示指拿小糖丸或米粒。

4）先正后反：婴儿手的运动表现为先抓后放，如 6 个月后出现倒手，即把一个手的玩具换到另一个手中，此时小儿出现摔玩具现象；儿童先起坐是从坐位拉栏杆站起，后从立位坐下；小儿走路是先向前走而后向后退。

（2）精细运动的发育。精细运动的发育主要是指手的动作发育。其发展顺序是尺侧的动作发育，然后是桡侧，最后是手指夹捏起来，乃至灵活地运用各个手指的发育过程，手指操作能力与智力水平密切相关。手，对每个人来说，无疑都是非常重要的，片刻也不能离开。若是没有了手或手部受伤，功能活动受到限制时，定会给我们的学习、工作与生活带来诸多不便。从人体发育角度来看，人从降生之日起，就逐渐开始对外界及自己身体各部分进行认识，而第一个被认识的，就是手。日常生活中，我们常常看婴儿把自己的小手放到口中吸吮，这是他们对手的初步认识，之后，他们靠手去触摸自己的嘴巴、脸乃至全身，抱着自己的脚往嘴里送……这些都是婴儿开始用手来认识自己身体的表现。随着年龄的增长,孩子们逐步学会了用手摸索外面的世界去完成一些日常生活中的基本动作,如吃饭、穿衣、写字、画图等。最后,发展到可以用手来演奏乐器、制作工艺品、打字、使用电脑等精细动作。从人体生理学角度来看,手是由多骨、多关节、多肌肉组成,但人类手部功能之所以有别于其他低等动物,就在于人的大脑皮质的发达及手部动作的控制力。其实,所有动作都是由运动大脑皮质控制。看大脑皮质示意图(图1-3),我们会惊奇地发现,在我们身体占绝大部分的躯干、四肢,反映到大脑皮质上只占了大脑皮质的很小部分,而手部、拇指及手指的控制功能区却占了很大部分。

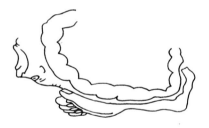

图1-3　大脑皮质运动区示意图

2.早期康复和脑发育

(1)脑的发育。生后头几年是大脑发育最迅速时期,4岁时脑重量为出生时的4倍,已与成人接近。人脑中的神经细胞增殖期是从妊娠头3个月至生后1岁,过了此时期,神经细胞不再复制或再生,这叫一次性完成。而维持神经细胞的营养、传导等支持细胞的增殖是从妊娠后期延续至2岁。神经细胞之间由突触联系,突触数目在生后迅速增加,6 个月时约为出生时 7 倍,4 岁左右突触的密度约为成人的 1 倍半,持续到 10 ~ 11 岁,以后逐渐减少到成人水平。与突触密度变化相适应,神经回路在生后迅速发育。在 2 岁前,良好的刺激对脑功能与结构,无论在生理还是生化方面,均有重要影响。

(2)脑发育的关键期。脑科学研究证实,脑发育过程存在关键期。在这时期,脑在结构与功能上都有很强的适应和重组的能力,易于受环境的影响。关键期脑功能的建立要比成熟后更容易。关键期内经验和刺激是运动、感觉、语言及其他脑高级功能,正常发育的重要前提,如视觉发育关键期。先天白内障的婴儿从出生后缺乏视觉刺激,如果到了 3 岁不能复明,其视觉细胞萎缩或转而从事其他任务,即使做手术治疗,患儿仍将永久性地丧失视觉功能。人的视觉关键期,最敏感是在出生后半年内,一般认为可至 4 ~ 5 岁。人类语言学习关键期,一般在 5 ~ 6 岁以前。因此,小儿耳聋应早发现早干预,才能聋而不哑。

(3)脑的可塑性。脑的可塑性表现为可变更性和代偿性,即脑可以被环境或经验所修饰,在外界环境和经验的作用下不断塑造其结构和功能。可变更性意义为细胞预先确定的特殊功能是可以改变的,如视觉系统细胞移到其他脑的部位,这些细胞和新的细胞在一起可起新的作用,不过移植时间要早,过了一定关键期,移植的细胞不但不会起新的作用,而且会死亡;神经细胞对经验的敏感性可以改变,细胞在关键期暴露在垂直条纹的环境内,其视觉皮层细胞只对垂直条纹敏感,其他方面的条纹不敏感了。代偿性是指一些细胞能代替另一些细胞的功能,在神经元丧失或损伤后可以得到功能代偿,但过了脑的发育关键期,缺陷将成为永久性。在婴儿早期,中枢神经受损后,仍可在功能上形成新通路,如轴突绕道投射,树突出现不寻常分支,或产生非常规的神经突触,以达到代偿目的。

关键期内,丰富的环境刺激和经验促进突触形成,促进相应脑功能的发育。研究表明,没有机会玩的孩子或很少被触摸的孩子的脑比正常同龄孩子的脑显著小,他们的智力也相对低下。科学研究表明,脑功能的可塑性就体现在以下 3 个层次上。

1) 突触的可塑性:突触功能的强弱取决于其信息的传递,而突触传递效率受神经活动或经验的支配。突触传递效率在某种特定条件下出现长时程增强(LTP)或长时程抑制(LTT)现象。在海马(脑的一个重要结构,记忆形成的关键部位)受到短暂的高频刺激后,其神经回路中的突触传递率增大,这种增大效果可持续几个小时至几天或几周。在大脑新皮层普遍存在 LTP 现象。

2) 神经元条件性活动:神经元条件性活动是介于突触活动能力可塑性和皮质代表区可塑性之间的桥梁。短暂地刺激神经元不同输入通路或把神经元膜电位和来自外部的输入在时间上结合,可以修饰神经元的选择性反应特征。经验可以改变神经的反应特征,这种现象在大脑皮层普遍存在。

3) 皮层代表区的可塑性:感觉、运动、语言、音乐、认知等脑功能在大脑皮质具有各自的功能代表区。皮质代表区不是固定不变的,而是一个动力学结构。经验与训练可以重组皮质代表区的精细结构。经验依赖性的结构重组可以用来解释某些运动技巧和智能的习得。相对增加某一方面的正常刺激会使它的皮质代表区膨大。这种训练依赖性的皮质可塑性在运动技巧和认知能力发育中具有重要的意义。

3. 儿童运动发育的时间性

运动发育的时间性是指由于遗传和环境因素的共同作用,各种运动功能有一定的年龄范围。由于遗传因素和环境因素的共同作用,同一种运动能力发育出现,成熟年龄,个体差异性较大,群体中必然有早发育、平均水平和迟发育的不同情况。在统计学上,标准差反映了某一运动能力发育的年龄在群体中的变异程度。如果儿童某项运动指标明显落后于同龄儿童的平均水平,则提示儿童该项运动发育的迟缓或由于中枢或外周神经系统异常而致运动障碍。

现举例婴儿头的控制,坐、站、走和手的抓握能力的成熟早期年龄(第 10 百分位数)、成熟中期年龄(第 50 百分位数)、成熟晚期年龄(第 90 百分位数)和常模年龄(第 70 百分位数),详见表 1-1,一般认为,成熟早期年龄可进行早期教育年龄,成熟晚期年龄是发育迟缓的年龄。

每一运动项目平均年龄(运动年龄)及变化范围,如抬头 45°平均年龄为 3.5 个月,第 1 百分位数年龄为 2.1 个月,第 90 百分位数年龄是 4.0 个月,超过第 90 百分位年龄未出现某项运动,意味着该项运动发育迟缓。运动发育常模(第 70 百分位数)是评价儿童运动发育正常的参考依据。

表 1-1　婴儿部分运动能力的年龄特征（月龄）

| 类别 | 运动能力 | 成熟早期 | 成熟中期 | 成熟晚期 | 常模龄 |
|---|---|---|---|---|---|
| 头部 | 俯卧稍抬头 | – | – | 2.0 | 1.2 |
| | 抬头45° | 2.1 | 3.2 | 4.0 | 3.6 |
| | 抬头90° | 2.9 | 3.5 | 4.5 | 3.8 |
| | 抱直头围动自如 | 2.0 | 2.9 | 3.7 | 3.3 |
| 坐 | 扶坐竖直 | 3.1 | 4.2 | 6.3 | 4.9 |
| | 独坐前倾 | 3.2 | 4.5 | 5.9 | 5.2 |
| | 独坐 | 4.7 | 6.0 | 6.9 | 6.5 |
| | 从卧位坐起 | 6.9 | 8.6 | 11.4 | 9.7 |
| 站 | 扶腋下站 | 3.3 | 4.2 | 5.4 | 4.7 |
| | 扶双手站 | 5.1 | 6.6 | 8.9 | 7.7 |
| | 扶一手站 | 7.0 | 9.5 | 10.9 | 10.1 |
| | 独站片刻 | 9.2 | 11.2 | 13.3 | 11.9 |
| 走 | 扶双手走步 | 7.1 | 9.3 | 11.0 | 9.8 |
| | 扶一手走步 | 9.1 | 10.7 | 12.7 | 11.8 |
| | 独走几步 | 11.2 | 12.7 | 15.0 | 13.7 |
| 手指抓握 | 拇指与其他手指抓握 | 5.1 | 6.5 | 7.9 | 6.9 |
| | 拇指与示指捏爆米花 | 7.1 | 8.5 | 9.9 | 8.9 |

## （四）反射发育

反射是机体在神经系统调节下,对各种刺激不随意运动的应答反应。

反射是通过刺激"感觉感受器→传入神经→神经中枢→传出神经→效应器"所构成的反射弧来完成的应答。反射是人类一切神经活动的基本形式,是随意运动的基础。小儿反射的发育随着神经系统的发育成熟呈现出一定的规律。新生儿时期的反射代表的是脊髓及脑干下部水平的神经发育。这时的反射称为原始反射。随着神经纤维髓鞘化的逐渐完善,出生后 2 个月时的神经反射代表了脑桥水平的神经发育,表现为紧张性颈反射占优势。出生后 4 个月时,神经纤维髓鞘化的程度达中脑水平,原始反射逐渐消失,出现中脑水平的翻正反射。出生后 10 个月左右,神经的发育达皮质水平,这时的小儿出现皮质水平的平衡反射。翻正反射与平衡反射是构成姿势反射的重要因素,是人类维持正常姿势和运动的基础。小儿反射的发育水平反映了中枢神经发育的成熟程度。围生期脑损伤导致神经系统发育障碍,必然会出现反射异常。小儿反射发育能十分准确地反映神经系统的发育水平,是衡量神经系统发育的一把标尺,是脑损伤的一个客观依据。

### 1. 原始反射

反射中枢在脊髓的反射称为脊髓反射,也称原始反射。在神经损伤的婴儿中表现更强烈且持续时间更长。在评价婴儿原始反射时,注意四个方面:①原始反射在 3 个月内出现,3~6 个月逐渐消失,大多在 6 个月以后消失;②在早期的不适宜时间消失或在正常消失的年龄存在,提示神经功能的损伤;如在小婴儿中,被动支持反射不出现,可能与低神经肌肉疾病有关;如果持续存在,提示某种类型的脑瘫存在;③原始反射两侧不对称性,提示脑损伤;④强直性反射在任何年龄都是病理状态。原始反射,最早可以追溯到胚胎发育的第 25 周,是中枢神经系统低分化状态的反映。表 1-2 列出了部分原始反射出现和消退的月龄,供评价参考。

表1-2　部分原始反射出现和消退的时间

| 原始反射 | 刺激方式 | 反应 | 出现月龄 | 消退月龄 |
|---|---|---|---|---|
| 吸吮反射 | 乳头或手指放入口中 | 吸吮 | 初生 | 4~7个月 |
| 觅食反射 | 手指触及一侧面颊 | 头转向刺激侧 | 初生 | 4~7个月 |
| 拥抱反射 | * | 两臂外展,伸直,然后内收 | 初生 | 3~6个月 |
| 踏步反射 | 扶腋悬抱,足放平面 | 迈步或向前走步 | 初生 | 1~2个月 |
| 交叉内收反射 | 仰卧,一腿伸直,刺激足底,或让其迅速屈曲 | 对侧腿先屈曲,然后伸直内收 | 初生 | 2~3个月 |
| 手抓握反射 | 手指或其他物体触及婴儿手心 | 紧握,并随轻拉而越握越紧 | 初生 | 3~4个月 |
| 足抓握反射 | 手指或其他物体触婴儿足底前部 | 足趾内收、紧握 | 初生 | 6~9个月 |
| 躯干侧弯反射 | 俯卧,手指或棉棒钝端沿脊柱旁轻划 | 躯干向刺激侧弯曲 | 初生 | 3个月 |
| 不对称颈肢反射 | 仰卧,使婴儿头迅速转向一侧 | 同侧上下肢伸直,对侧屈曲 | 初生 | 3个月 |
| 站立反射 | 悬抱,托一足,另一足背触桌边下缘 | 将其下肢抬到桌面 | 初生 | 1~2个月 |

注:＊婴儿仰卧,检查者托婴儿背部呈半坐位,迅速将其躯干和头向后,向下倾斜15°左右,婴儿出现两臂外展伸直,既而屈曲内收,呈拥抱状。

脊髓反射的种类很多,现将临床上最常见的介绍如下。

(1)吸吮反射

检查方法:用手指轻触婴儿口唇角,或者将手指或母亲乳头插入婴儿口内,小儿出现吸吮运动,称吸吮反射(图1-4)。

此反射出生后即出现,2~4个月被主动进食取代。

此反射减弱或消失,多为早产儿、生后窒息、外伤等脑干机能损伤,饱食后也不出现,饥饿时该反射呈亢进状态。

(2)觅食反射

检查方法:检查者用手或母亲的乳头碰触小儿口角及上、下唇,正常足月新生儿即可出现"寻找"乳头的动作,同时小儿头部也表现屈曲伸展向侧方转动的动作(图1-5)。

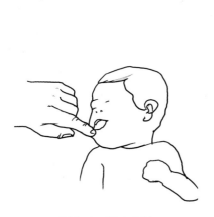

图1-4 吸吮反射

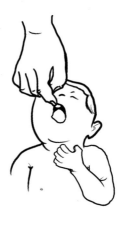

图1-5 觅食反射

此反射存在时间为 0～4 个月,饱食后不易引出,饥饿时呈亢进状态。

该反射缺失提示具有较严重的病理现象,神经发育迟滞,脑瘫可持续存在。

(3)张口反射

检查方法:使小儿仰卧位,检查者用双手中指与无名指固定小儿腕部,然后以拇指按压小儿两侧手掌,小儿立刻出现张口反应(图1-6),亢进时一碰小儿双手即出现。

此反射存在时间为 0～2 个月,如果 3 个月以上不消失,提示有脑损伤,脑瘫时此反射亢进,精神发育迟滞时延长消失。

(4)手握持反射

检查方法:小儿取仰卧位,上肢呈半屈曲状态,检查者把自己的手指或其他物品从婴儿手掌的尺侧放入并按压,此时小儿手指立刻屈曲握物,如果检查者上提手指,婴儿可短暂地被拉起(图1-7)。

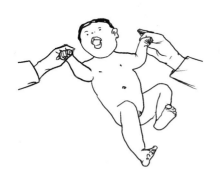

图1-6　张口反射

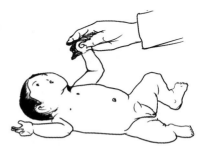

图1-7　手握持反射

此反射出现时期:0~4个月。手握持反射,新生儿出生后即有此反射,2个月以后逐渐减弱,3~4个月后有意识的抓握动作所取代。

肌张力低下不易引出,脑瘫患儿可持续存在,偏瘫患儿双侧不对称,也可一侧持续存在。

(5)足握持反射

检查方法:小儿取仰卧位,检查者用拇指压迫小儿的足趾球部第一、第二趾间的足底部位,出现全趾屈曲的足把握反射(图1-8)。

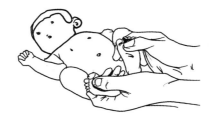

图1-8  足握持反射

此反射一般消失较晚,存在时间为0~6(8)个月。存在及消失意义同手握持反射。

(6)支持反射

支持反射又称阳性支持反射。

检查方法:检查者用两手夹于小儿腋下,使患儿保持立位,足底着桌面数次,小儿下肢伸肌肌张力增高,踝关节跖屈,也可引起膝反张(图1-9)。

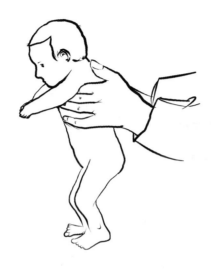

图1-9　支持反射

支持反射存在时间为0~2个月。

刚娩出的新生儿,因受分娩的影响,肌张力低而不易引出。异常的低紧张状态,肌张力低也不易引出。脑损伤后,中枢神经抑制功能减弱,阳性支持反射增强,出现硬性伸直的姿势。如3个月以后仍呈阳性,提示神经反射发育迟滞。

(7)屈曲反射

屈曲反射又称逃避反射,是皮肤受到刺激的反应,是发生学上最原始的反射之一,所有的脊椎动物都存在。

检查方法:取仰卧位,下肢伸展,检查者用手指刺激小儿一侧足底,双下肢立刻屈曲,出现逃避刺激的反应(图1-10)。

屈曲反射出生后出现,4周开始消失,2个月完全消失。脑或脊髓损伤时屈曲反射减弱或消失。

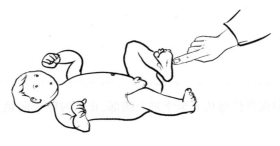

**图 1-10  屈曲反射**

（8）自动步行反射

检查方法：检查者扶小儿腋下成直立位，使其一侧足踩在桌面上，并将重心移到此下肢，可见负重侧下肢屈曲后伸直、抬起，类似迈步动作，此反射又称踏步反射（图 1-11）。

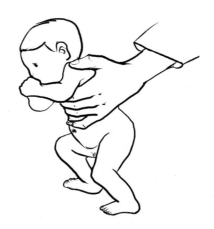

**图 1-11  自动步行反射**

反射存在时间为0～3个月,臀位分娩的新生儿、肌张力低下或屈肌张力较高时该反射减弱。痉挛型脑瘫患儿此反射可亢进并延迟消失。

(9)侧弯反射

检查方法:检查者用一手托起小儿胸腹部使之成俯卧位,用另一手的手指尖在脊柱旁从上至下划至腰部,正常时躯干向刺激侧弯屈,同时两侧对称(图1-12)。

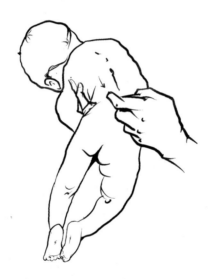

**图1-12　侧弯反射**

此反射存在时间为0～6个月。肌张力低下时难以引出,脑瘫患儿或肌张力增高可持续存在,双侧不对称具有临床意义。

（10）上肢移位反射

检查方法：使小儿俯卧，面部着床，两上肢放于脊柱两侧，稍后可见小儿首先颜面转向一侧，同侧的上肢从后方移向前方，手移到嘴边，称上肢移位反射（图1-13）

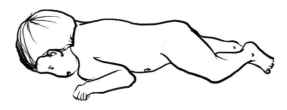

图1-13　上肢移位反射

此反射存在时间为出生后0～6周。脑损伤或臂丛神经损伤时难以引出，偏瘫时一侧缺失。

（11）拥抱反射

拥抱反射又称惊吓反射。由于头部和背部位置关系的突然变化，刺激深部颈肌固有感受器，引起上肢变化的反射。亢进时下肢也出现反应。

检查方法：小儿呈仰卧位，有5种引出方法。①声法：用力敲打床边附近发出声音；②落法：抬高小儿头部15 cm后下落；③托法：平托起小儿，令头部向后倾斜10°～15°；④弹足法：用手指轻弹小儿足底；⑤拉手法：拉小儿双手慢慢抬起，当肩部略微离开桌面（头并未离开桌面）时，突然将手抽出。

此反射分拥抱型和伸展型两种。

1）拥抱型：小儿两侧上肢对称性伸直外展，下肢伸直、躯干伸直，拇指、示指末节指关节屈曲，呈扇形张开，然后上肢屈曲，肩收拢、前臂收拢呈拥抱状态，小儿有惊吓的表情或哭闹不安，亢进时下肢也出现与上肢相似的反应（图1-14）。此型存在时间为0~3个月。

2）伸展型：又称不完全型，检查时小儿上肢突然伸直外展，迅速落于床上，小儿稍有不快的感觉，多见于3个月以上的婴儿。

肌张力低下及严重精神发育迟滞患儿难以引出，早产、低钙、核黄疸、脑瘫等患儿此反射可亢进或延长，偏瘫患儿左右不对称。

2.脊髓、脑桥水平的反射

这些反射是一种姿势反射，随着神经系统的逐渐成熟及抗重力伸展的发育，4个月左右消失。

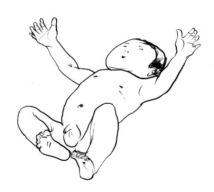

**图1-14　拥抱反射**

（1）紧张性迷路反射（TLR）

紧张性迷路反射又称前庭脊髓反射，由于头部位置及重力方向发生变化时,中耳迷路感受器受到刺激,经延髓前庭核、前庭脊髓束传到脊髓束,产生躯干、四肢肌紧张发生变化的反射,又称躯干四肢紧张性迷路反射。

此反射的主要特点:仰卧位时伸肌张力增高,俯卧位时屈肌张力增高。

检查方法:将婴儿置于仰卧位或俯卧位,观察其运动和姿势变化。仰卧位时,身体呈过度伸展,头后仰。俯卧位时,身体以屈曲姿势为主,头部前屈,臀部凸起(图1-15)。

此反射存在时间为0~4个月。

如果反射不消失,运动与姿势必然出现异常,是形成脑瘫异常姿势的重要原因,若严重时,在仰卧位出现角弓反张。

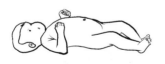 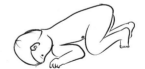

A.仰卧位,头背屈,四肢伸展　　　B.俯卧位,头前屈,四肢屈曲

**图1-15　紧张性迷路反射(TLR)**

(2)紧张性颈反射

紧张性颈反射是头部位置对躯干、四肢肌紧张变化的反射。

当颈部肌肉关节固有感受器接受刺激,经颈髓后根进入颈髓,在第一颈髓与脑干处综合后,引起四肢肌紧张变化,紧张性颈反射分对称性与非对称性两种。

1）非对称性紧张性颈反射（ATNR）

检查方法：小儿仰卧位，检查者将小儿头部转向一侧时，小儿颜面侧上、下肢因伸肌张力增高而出现伸展，后头侧上、下肢因屈肌张力增高而发生屈曲，呈现一种非对称性的姿势，称为非对称性紧张性颈反射（图1-16）。

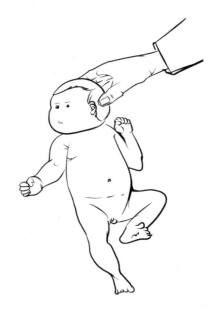

图1-16　非对称性紧张性颈反射（ATNR）

ATNR在仰卧位容易诱发，因为这种姿势受迷路的影响最小，当回旋头部时，即可引出。

该反射存在时间为0~4个月，该反射是评价脑瘫等脑损伤疾病的重要方法。去大脑强直及椎体外系损伤时亢进,锥体系损伤也可见部分亢进;6个月后残存,是重症脑瘫的常见表现之一。该反射持续存在将影响小儿头于正中位、对称性运动、手口眼协调等运动发育。

2)对称性紧张性颈反射(STNR)

检查方法:小儿呈俯悬卧位,使头前屈或背屈。头前屈时,两上肢屈曲,两下肢伸展;头背屈时,两上肢伸展,两下肢屈曲的姿势为对称性紧张性颈反射(图1-17)。

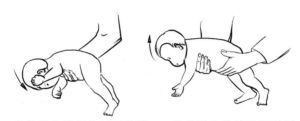

A.头前屈,上肢屈曲,下肢伸展　　B.头背屈,上肢伸展,下肢屈

图1-17　对称性紧张性颈反射(STNR)

这种姿势恰似动物在获取猎物时的典型姿势,如动物低头吃食时,两前肢屈曲,两后肢伸展;抬头(头背屈)猎取高处食物时,两前肢伸直,两后肢屈曲,这是古老的种系发生的一种紧张性反射,会短暂地存在。若4个月不消失,小儿在头前屈时,上肢发生屈曲,而不能支撑身体;头背屈时,下肢屈曲,不能支撑身体,站立不稳而跌倒,这是脑损伤时的表现。

3. 中脑水平反射

中脑水平的反射为立直反射,也称矫正反射。该反射是指身体在空间发生位置变化时,主动使身体恢复立直状态的反射。矫正反射出生后可见到,但以 4 ~ 12 个月最明显,以后随着大脑皮层的发育而逐渐完善。矫正反射是自动反应,它维持着头在空间的正常姿势、头颈和躯干间正常序列关系以及躯干与肢体间的正常排列。

(1)颈立直反射

检查方法:小儿仰卧位,检查者将小儿头向一侧转动时,小儿的肩部、躯干、骨盆随着头转动的方向而转动,为阳性反应,这是一种总体运动(图 1–18)。

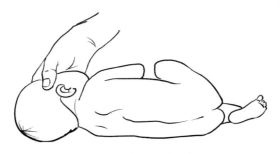

图 1–18　颈立直反射

此反射生后出现,持续 6 ~ 8 个月。

此反射是新生儿期唯一能见到的立直反射,是小儿躯干对头部保持正常位置关系的反射,由于头与躯干的扭转刺激了固有感受器,产生的非对称性肌肉收缩的应答反应,以后日渐被躯干立直反射所取代。

（2）躯干立直反射

躯干立直反射是躯干对头部保持正常位置的反射，分为两种。

1）躯干头部立直反射

检查方法：小儿仰卧位，检查者握住两下肢向一侧回旋成侧卧位，小儿头部也随着转动，并有头部上抬的动作，称为躯干头部立直反射（图1-19）。

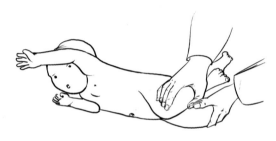

图1-19　躯干头部立直反射

2）躯干躯干立直反射

检查方法：检查者如上述方法使小儿转成侧卧位后，小儿又主动回到仰卧位，称为躯干躯干立直反射。

两反射继颈立直反射之后出现，2~3个月明显，5岁左右消失。对小儿的翻身及从卧位到起立具有重要作用。由于躯干立直反射的发育，7~8个月小儿翻身时，首先是头部回旋，然后是肩部、躯干，最后是骨盆的回旋，这种分节的回旋动作，就是立直反射完善的结果。

（3）迷路性立直反射

此反射是头部在空间对身体位置发生变化，保持立直反射，称迷路性立直反射。当头部位置发生变化时,从中耳发出的信号传到延髓前庭神经核,经过前庭脊髓束,使支配颈肌的运动神经元活动,调节头部的位置关系。

检查方法:检查者用布蒙住小儿双眼,用双手扶持小儿腰部,以后使其身体向前、向后、向左、向右各方向倾斜,注意不要过分倾斜。无论身体怎样倾斜,小儿头部仍然保持直立位置(图1-20)。

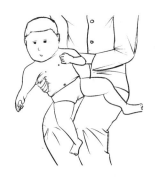

图1-20 迷路性立直反射

此反射出生后6~7个月以前出现,终生存在。正常小儿几乎全部呈阳性反应,注意不可过分倾斜,刺激半规管,出现平衡问题,若此反应阴性或延迟,可疑脑损伤,对判定脑损伤有重要意义。

(4)视性立直反射

此反射是头部位置随着视野变化保持立直的反射。该反射在人类相当发达,是维持姿势的重要反射。

检查方法:双手抱起清醒睁眼的小儿放于检查者的膝上,然后将小儿身体向前、后、左、右倾斜,此时小儿头部仍然保持立直状态(图1-21)。

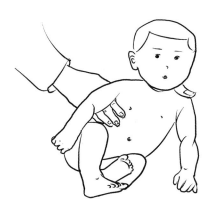

图 1-21　视性立直反射

此反射出生后 4 个月左右出现,5～6 个月明显,并终生存在。如反射缺如多为视力障碍,延迟出现提示脑损伤。

(5)降落伞反射

此反射实际上是一种保护性伸展反射。由于其中枢在中脑,因此该反射的意义等同于立直反射。

检查方法:检查者双手托住小儿胸腹部,呈俯卧位悬垂状态,然后将小儿头向前下方俯冲一下,正常时小儿迅速伸出两手,稍外展,手指张开,似防止下跌的保护性支撑动作(图 1-22)。

此反射出生后 6～7 个月以前出现,一旦出现,终生存在。

该反射出现小儿可抓站和扶起,如果一侧不出现支撑动作,提示臂丛神经损伤或是偏瘫;若此反射延迟或缺如,提示脑瘫或其他脑损伤疾病。脑瘫还可出现双手向后伸的特殊姿势。

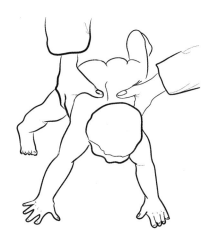

**图 1-22　降落伞反射**

4. 皮层水平的反射

神经系统发育的高级阶段,是皮层水平的平衡反射。完成平衡反射不仅需要皮层的调节,而且需要基底神经节、中脑、脑桥、脊髓、小脑等综合作用才能实现。从 6 个月到 1 岁才能完善,参与人类的重要运动功能而终生存在。

平衡反射是当身体重心移动时或支持面倾斜时,机体为了保持平衡,调节肌张力,支持四肢的代偿动作,保持正常姿势的反应,称为平衡反射。

(1)俯卧位平衡反射

检查方法:小儿俯卧位,四肢伸展,抬高一侧检查台,小儿出现头直立,抬高上、下肢伸展,另一侧上、下肢也伸展呈支撑样的伸展动作(图 1-23)。

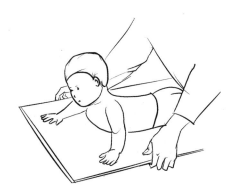

图 1-23  俯卧位平衡反射

6 个月出现阳性反应,终生存在。6 个月后仍呈阴性者,提示神经发育落后。如果倾斜反射发育完成,小儿则顺利地渡过到坐位。

(2)坐位平衡反射

检查方法:小儿呈坐位,当检查者用手分别向前方、左右方向、后方推动小儿使其身体倾斜,小儿为了维持平衡,出现头部和胸部立直反应的同时,分别出现:两上肢迅速向前方伸展;倾斜侧上肢立刻向侧方支撑、另一侧上肢有时伸展;两手迅速伸向后方做支撑动作。通过上述反应,保持身体的平衡(图 1-24 至图 1-26)。

坐位前方平衡反射多在出生后 5~6 个月出现;坐位侧方平衡反射 7 个月左右出现;坐位后方平衡反射 10 个月左右出现,终生存在。

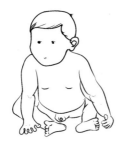

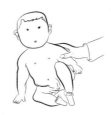

图 1-24　坐位前方平衡反射　　　图 1-25　坐位侧方平衡反射

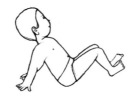

图 1-26　坐位后方平衡反射

（3）膝手位/四爬位平衡反射

检查方法：小儿呈四爬位，检查者推动小儿躯干，破坏其稳定性，或小儿于检测台上呈四爬位，检查者将检测台一侧抬高倾斜。正常时，小儿的倾斜侧上肢立刻出现向侧方支撑的保护性伸展动作，另一侧上肢有时出现向上伸展调节维持平衡的动作。

此反射 8 个月左右出现，并终生存在。

（4）跪位平衡反射

检查方法：小儿呈跪立位，检查者牵拉小儿的一侧上肢使之倾斜。正常时小儿头部和胸部出现调整,被牵拉的一侧出现保护反应,对侧上、下肢外展,伸展。

此反射出生后 15 个月左右出现,维持一生。15 个月以后仍为阴性者,提示神经反射发育迟滞。

(5)立位平衡反射

检查方法:小儿于站立位,当检查者用手分别向前方、左右方向、后方推动小儿使其身体倾斜,小儿为了维持平衡,出现头部和胸部立直反应以及上肢伸展的同时,分别出现腰部向前方、左右方向、后方弯曲以及脚向前方、左右方向、后方迈出一步(图 1-27 至图 1-29)。

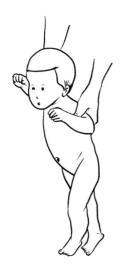 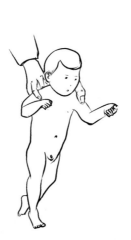 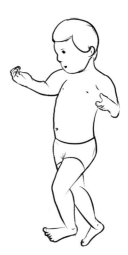

图 1-27　立位前
方平衡反射

图 1-28　立位侧
方平衡反射

图 1-29　立位后
方平衡反射

立位前方平衡反射多在 12 个月左右出现;立位侧方平衡反射 18 个月左右出现;立位后方平衡反射 24 个月左右出现,出现后终生存在。

检查平衡反射时,注意在推动小儿时,一定要做好保护工作,防止意外发生。

平衡反射发育完善,标志着小儿神经系统发育及功能的完善。平衡功能是人类正常姿势、正常运动的基础。脑瘫及脑损伤时,因脑组织发育障碍,平衡反射必然出现异常,主要表现为延迟出现或缺如。治疗时主要也是采用促进平衡反射的方法,使其重新获得平衡功能。

以上从神经生理学的观点,按照小儿反射发育规律,系统介绍各种反射。可以看出,小儿反射发育,十分准确地反映了神经系统的发育,利于小儿反射检查,对早期诊断脑瘫等脑损伤性疾病具有重要意义。

# 第二章　脑瘫的基本知识

## 第一节　脑瘫的定义

我国 2014 年最新通过的脑性瘫痪定义为：脑瘫是脑性瘫痪的简称，是一组持续存在的导致活动受限的运动和姿势发育障碍症候群，这种症候群是由于发育中的胎儿或婴儿脑部非进行性损伤所致。脑性瘫痪的运动障碍常伴有感觉、知觉、认知、交流和行为障碍，以及癫痫和继发性骨骼肌问题。应排除进行性疾患所致的中枢性瘫痪和一过性的运动发育落后，病因清楚者应冠以疾病名称或某疾病后遗症。

脑瘫的最新定义指出，运动发育和姿势异常是脑瘫的核心表现，临床康复治疗和研究应以解决脑瘫患儿的运动功能障碍为主；脑瘫定义中的本质特征是发育，应该充分考虑发育性；在新的定义中加入了活动受限的词汇；肌肉、骨骼问题首次被加入定义中，指出脑瘫患儿常伴有继发性肌肉、骨骼问题，如肌肉肌腱挛缩、骨骼扭转、髋关节脱位和脊柱畸形等。新的定义涵盖了脑瘫患儿的躯体功能和结构、活动及参与、环境因素三大方面，从身体水平、个体水平和社会水平对脑瘫患者的功能进行评价。

(一)脑瘫定义注解

脑瘫的定义中,"一组"强调的是不同原因导致的、不同种类和严重程度多样化的症候群。"持续存在"排除了一过性的异常,但是要注意临床异常表现的模式是不断变化的。"活动受限"是指个体在活动时存在困难。"运动和姿势"指异常的运动模式和姿势、运动失调及肌张力异常,异常的运动控制是脑瘫的核心表现,其他不主要影响到运动模式和姿势的神经发育障碍,不能诊断为脑瘫。"由于"指的是遗传、化学和其他因素影响脑的发育。随着神经生物学的快速发展,对脑部结构损伤的认识正在不断完善,但仍有很多原因是不明确的。"发育"是脑瘫定义中的关键特征,脑瘫的发育本质决定了干预的理论基础和方法。运动损害的症状一般在 18 个月以前表现出来。因脑损伤是发生在脑发育早期,远远早于运动异常表现出来的时间,"胎儿和婴幼儿"这里是指至出生后 2～3 岁。"脑部"指大脑、小脑,脑干除外、脊髓、周围神经、肌肉病变引起的运动异常。"非进行性"指导致脑部病理改变的事件不再进展,但是这种损害引起的临床表现会随着不同的发育进程而有所改变。脑部进行性病变引起的运动异常不归入脑瘫诊断。"损伤"指通过一些途径妨碍、损害和影响脑正常发育的进程或事件,包括脑发育不良,导致脑部的永久(非进行性的)损害。在某些个体中,还不能明确某个特定的损伤及其发生的时间和机制。"引起"强调活动受限是由于运动异常引起的,凡不导致活动受限的运动和姿势异常不归入脑瘫诊断。"障碍"指儿童正常有序的神经生理发育受到影响后出现的一种状态（异常、失调、混乱），而且这种状态持续存在。"伴随"指运动、姿势异常所伴随的其他异常或损害。因为有些症状可以独立出现，所以是伴随而不是合并。"感觉"强调视觉、听觉以及其他所有感觉都有可能受到影响。"知觉"指统合并解释感觉信息和（或）认知信息能力。其损害不仅是脑瘫直接导致，还与学习和知觉发展的经验活动受限而产生的继发性损伤有关。"认知"强调整体或特定的认知进程受影响。有明显认知能力落后而没有神经肌肉运动体征方面的异常表现，一般不诊断脑瘫。"交流"包括表达和（或）接受性交流，以及社交技能。"行为"包括精神病学方面的行为问题，如孤独症、注意缺陷多动障碍（ADHD）、情绪障碍、焦虑及行为失常等。"癫痫"意在强调各种抽搐类型和多种癫痫综合征都可在脑瘫病人中见到。"继发性肌肉、骨骼问题"如肌肉/跟腱挛缩、躯干扭转、髋脱位和脊柱畸形等。很多问题会终生存在，和生长、肌肉痉挛以及年龄增大等因素相关。

### （二）中枢性协调障碍

中枢性协调障碍是德国学者 Vojta 博士在 1976 年提出的，是早期诊断脑瘫的代名词，多用于 1 岁以下的婴儿，对那些有脑损伤病史、有发育障碍、有脑性运动障碍等临床表现，但又不能确切地诊断为脑瘫，而将来又有可能发生脑瘫的危险儿，出于早期诊断、早期治疗的目的，而诊断为中枢性协调障碍。

中枢性协调障碍是产生姿势运动协调性紊乱的一个过渡阶段的

名称,为临床治疗提供极大方便,对患儿与家长也非常实际,容易解释病情,使家长理解,早接受治疗。

## 第二节 脑瘫的患病率

脑瘫的患病率不论任何地区与人群,约为每1 000个活产儿中有2.0~3.5个,城乡之间、男女之间的差别不显著。据发达国家报道,1950—1983年脑瘫患病率为1‰~4‰,多数集中在2‰~3‰。1992年综合1980年以后报道,脑瘫患病率为1.8‰~4.9‰。我国1995—1997年曾对浙江、江苏部分地区进行流行病学调查,在7岁以下小儿脑瘫患病率为1.5‰~1.8‰。当前我国约有817万残疾儿童,其中有200万~400万脑瘫患儿急待康复。脑瘫是继小儿麻痹控制之后又一个重要致残疾病,严重影响了我国人口素质的提高,它对每个患儿家庭和整个社会都是一个沉重的经济负担及精神压力,所以脑瘫的功能康复是急待解决的课题。

## 第三节 脑瘫的发病原因

脑瘫的病因复杂,尚有一部分查不到原因。本病直接的原因是脑损伤和脑发育缺陷。根据脑瘫形成的时期分为出生前、围生期及出生后三个时期。

出生前:占20%~30%。父母吸烟、酗酒、先兆流产、妊娠用药、胎盘功能不良;妊娠期感染,如流感、风疹、带状疱疹等病病毒;Rh血型不合,ABO 血型不合,羊水过多,极度水肿,妊娠毒血症,放射线照射,官内遗传缺陷等。

围生期:占 70% ~80% 。生后窒息、早产儿、未成熟儿或过熟儿,产程过长或急产、双胎或多胎,产前使用麻醉药、脐带绕颈、前置胎盘、胎盘早剥、臀位产、巨大儿、低体重儿、产伤等。

出生后:占 10% ~20% 。新生儿期各种肺炎、脑炎、脑膜炎;头部外伤所致颅内出血、血肿、中毒;新生儿脑栓塞、新生儿惊厥、重症黄疸、呼吸暂停、畸形、营养障碍等。

脑瘫可由一种高危因素,也可由两种以上的高危因素引起。还有不少患儿找不到高危因素。高危因素有数十种之多,究竟哪一种因素与脑瘫的关系更为密切,一般认为早产及低出生体重儿、窒息、核黄疸是引起脑瘫的三大高危因素。此外,在临床上也常见到其他致病原因,如先天性发育缺陷(畸形、宫内感染),新生儿缺氧缺血性脑病,新生儿惊厥、外伤、感染、妊娠早期用药等,也是不可忽视的重要高危因素。

### 1. 早产儿及低出生体重儿

早产儿又称未成熟儿,指出生时胎龄不足 37 周的活产婴儿。由于早产,其脑组织未发育成熟,易发生损害。出生体重低于 1 500 g 者为极低出生体重儿(VLBW),有 20% 出现脑损伤。早产儿因分娩时挤压,脑部血管最易破裂,以致脑出血,多在脑室周围,对锥体束有不同程度影响,多数是左右对称的症状,且多为上肢轻、下肢重的痉挛型双瘫。

2. 新生儿窒息

不论哪种原因,只要是影响母体与胎儿之间血液循环和气体交换,都可使胎儿或新生儿缺氧。发生在产前称宫内缺氧;多数均发生在产程开始后,因脐带脱垂打结、脐带绕颈、胎盘早剥等;或产后因呼吸中枢发育不成熟、吸入羊水阻塞呼吸道、感染影响呼吸等。以上因素均可造成新生儿窒息。

脑缺氧最易侵犯的部位是大脑皮层、脑干及大脑基底神经节。如大脑皮质受侵犯,则出现智力低下与痉挛;如基底神经节及脑干受损,表现出不同程度的肌张力增高与不随意动作,如痉挛型或不随意运动型脑瘫。

3. 核黄疸

发生核黄疸最常见的原因是 ABO 及 Rh 溶血。含有从父亲遗传而来,恰为母亲缺少的血型抗原之胎儿红细胞,在妊娠期进入母体,刺激母体产生 IgG 抗体,此抗体进入胎儿体内引起特异性抗原抗体反应,破坏小儿的红细胞而发生溶血反应。因红细胞被破坏,产生大量的胆红素,出生后一周左右出现,脑组织防御机能差,而未结合的胆红素则容易进入脑内,主要损害基底神经节及小脑,以及听觉有关神经核。患儿黄疸加深,肌张力降低,很快发展为肌张力游走性增高,挤眉弄眼,颈部不稳定,构音与发音障碍,非对称性姿势,头部和四肢出现不随意运动,治疗效果差,但是大脑皮质损害轻,故这一类患儿智力较好,所以要做好围产期保健,若一旦发生要积极治疗,如用药物、蓝光灯照射、换血疗法等,防止核黄疸的发生。

# 第四节　脑瘫发病机制及病理生理

脑瘫的脑部病理改变主要是脑白质损伤、脑部发育异常、颅内出血、脑部缺氧引起的脑损伤等。缺氧可致发育中的脑髓鞘形成不全。在皮层及皮层下属脑血管的边缘地带，缺血后白质受损。由于损伤的部位不同，临床表现也不一样，皮层运动区白质及脑室周围白质受累可造成锥体束损伤，临床表现为痉挛型；胆红素增高至超过300 μmol/L时，就有可能发生核黄疸，引起基底核受损，表现为不随意运动型。早产儿受损部位往往较深，足月儿多波及浅层皮质。

脑瘫的基本病理变化：出生前的脑损伤以脑发育不全为主；出生后以脑软化、瘢痕、硬化或脑萎缩、脑穿通等为主，未成熟儿可出现脑组织缺氧性坏死或白质软化。除脑萎缩或坏死外，还有脑水肿、脑出血等。核黄疸引起的后遗症，胆红素浸润部位最明显的是基底核，呈鲜亮黄色或深黄色，表现为黄疸症，导致大脑功能失常。显微镜下皮层各类神经细胞数目减少，层次紊乱，变性，胶质细胞增生。

脑瘫的神经生理改变主要分为三大类：锥体系、锥体外系和小脑。

1. 锥体系损害的影响

锥体束损害，引起随意运动障碍，出现失去上运动神经元抑制作用的功能释放症状，肌张力增高，为痉挛型瘫痪。因肌肉尚能接受脊髓前角发出的神经冲动，所以无营养障碍，肌肉不萎缩。深反射因失去上运动神经元控制而呈亢进状态,则出现病理反射。由于锥体系受累部位不同,可出现偏瘫、双瘫、四肢瘫等。

**2.锥体外系损伤的影响**

从发生先后来说,纹状体分旧纹状体(苍白球、黑质)与新纹状体(尾状核与壳)两部分,统称为纹状体苍白球系统。该系统损伤主要表现为肌张力的增高或降低及运动状态异常,运动过多或过少。

(1)苍白球、黑质、红核(旧纹状体)损伤

1)肌张力增高。呈强直性(铅管样或齿轮样),所有肌组织为均等性肌张力增高,面肌肌张力增高,表情呈呆滞状,少有瞬目。语言肌肌张力增高,呈言语不清,声音小。颈肌肌张力增高,头前屈脊柱前伸。四肢肌张力增高,上肢背伸、内收、内旋,拇指内收,躯干前屈,下肢内收、内旋、交叉、膝关节屈曲、剪刀步、尖足、足内外翻,拱背坐,腱反射亢进、踝阵挛、折刀征和锥体束征等。

2)静止性震颤。其特点为身体固定某种姿势时震颤明显,随意运动暂时被抑制,精神紧张时加重,睡眠时消失。表现在手部呈点钞样或搓丸样动作。

(2)新纹状体(尾状核与壳)损伤

1)手足徐动。肌张力忽高忽低,变化无常,肌张力在痉挛时增强、肌松弛时降低,为间歇性、缓慢的、不规则的手足扭转运动。

2)舞蹈动作。颜面或肢体的近端突然出现迅速即变的无节律的多动称之为舞蹈,如眨眼、皱眉、吮唇、伸舌、做鬼脸、肢体舞动等,影响语言、发音吞咽动作及手的功能。

3）扭转痉挛。躯干徐动、行走时躯干扭转或呈螺旋形运动。

4）肌阵挛。发生在个别肌肉或肌群的短暂快速、大小不一、不规则的收缩，轻者不妨碍关节运动，严重时肢体阵挛。

3. 小脑损伤的影响

从生理功能上看，小脑具有维持身体平衡（前庭脊髓束），调整姿势反射（脊髓小脑束），调整随意运动（皮质脑桥、小脑束）三大功能。小脑发生损害可发生：平衡障碍，表现为直立时摇晃不稳，步态蹒跚而倾斜，类似醉汉；共济失调，表现为意向性震颤运动时出现，静止时消失；快速动作不良；不能做内容复杂的精细动作，如穿针、系鞋带等；协调运动障碍，辨距不良，如步行时举足过高、抓物时摇摆不定等；眼球震颤、言语不清、书写障碍等。

# 第五节　脑瘫的临床表现

无论哪种类型的脑瘫，均具有非进行性脑损伤或发育障碍的特点。临床表现多以运动发育落后、姿势及运动模式异常、反射异常、肌张力障碍为主。

## （一）运动发育落后

脑瘫患儿都表现有程度不等的运动发育落后，如抬头、独坐、爬、站立、行走等粗大运动较正常儿童迟缓；抓握东西，手指的精细动作也落后于正常小儿。

## (二)姿势及运动模式异常

新生儿期表现动作减少,吸吮能力及觅食反应均差。3 个月时下肢踢蹬动作明显减少或双腿同时踢蹬。痉挛型脑瘫扶站时常常尖足,足内、外翻,膝关节屈曲或过伸,髋关节屈曲、内收、内旋,大腿内收,行走时足尖着地,呈剪刀步态。不随意运动型脑瘫难以实现以体轴为中心的正中位姿势运动模式。共济失调型脑瘫不能保持稳定姿势,常呈醉酒步态。偏瘫型脑瘫常表现为一侧活动减少,具有明显的非对称性姿势运动。

## (三)反射异常

正常 4 个月小儿直立时,若向其左右倾斜,可出现保护性反射,头自动保持在正中位;5 ~ 6 个月时向左右倾斜,能伸出上肢,保持平衡;9 个月时扶小儿呈俯卧悬空体时,做突然下降的动作,正常小儿会出现"降落伞"的反射,即两上肢向前伸展姿势。而脑瘫小儿以上这些保护性反射、保持平衡能力均弱或缺如。

## (四)肌张力障碍

大多数痉挛型脑瘫患儿,在新生儿期表现不同程度的肌张力低下。随着月龄增加,肌张力逐渐增高,表现为下肢伸直、内收,有时呈剪刀状。上肢屈肌张力增高,两手经常呈握拳状。不随意运动型患儿在婴儿期肌张力低下,以后可表现为肌张力增高。

# 第六节  脑瘫的伴随障碍

脑瘫是脑损伤的结果,以中枢性运动障碍及姿势异常为主,还可伴有他脑损伤所致的障碍,称之为下列一种或多种并发症。

## (一)体弱多病

脑瘫患儿身长及体重一般达不到正常标准,营养差,易患佝偻病,常反复患呼吸道感染、腹泻,简而言之是弱不禁风,影响健康及体力,阻碍身心发育。还有吸吮、咀嚼、吞咽困难,口腔闭合不好及流涎。出牙晚学说话延迟,均给患儿带来不良影响,需要对症处理。除供给科学合理饮食外,锌、铁、钙及维生素 AD 应及时补充,满足其生长发育之需要。

## (二)低智及情绪不稳

根据 7 个国家 65 万份脑瘫患者资料(1940—1960 年)统计,几乎半数为低智,也有报道脑瘫患儿 1/4～1/3 呈低智,其余正常。核黄疸、窒息、早产儿有二重、三重障碍的脑瘫患儿低智者相对较多。痉挛型脑瘫侵害大脑皮层,其智力方面较手足徐动型易受损,两者相比后者智商高于前者。不少脑瘫患儿有运动及社交困难,所以更容易受挫,会胆小、依赖性强、固执、任性、情绪脆弱、善感易怒。行为异常表现为注意力不集中、兴奋多动,有的出现强迫行为或自我孤立行为,有的持续某一动作不变或自伤行为,如拔自己头发、头向墙撞击等。因此,鼓励患儿是十分必要的。

### (三)癫痫

癫痫常因各种"抽风"而易引人注意。抽风不仅妨碍脑瘫的治疗,而且反复抽风有增加脑损伤的危险,会影响智力。有资料报道,脑瘫合并癫痫概率,婴幼儿为 20% ~ 30% ,年长儿为 40% ~ 50% 。在痉挛型四肢瘫、偏瘫、小头畸形,并发率高,有不少婴儿早期即有抽风发作。用药基本可控制发作,但通常需要规律服药,并坚持 2 ~ 4 年,在医生指导下逐渐停药。发作时做好护理,保护头部,使其侧卧,松解过紧的衣服,易于呼吸及唾液排出,保持呼吸道通畅,守在患儿身旁观察,发作后让其休息。

### (四)感觉障碍

有的患儿身体和精神均无重大异常,但记忆力差,学习困难,这是皮质下脑干中心部感觉综合障碍所致。

脑瘫患儿有 1/3 发生斜视,其中内斜视多见。婴儿常有斜视,随年龄增长逐渐减轻至消失,若 1 岁后仍有斜视,应找眼科诊治,有的可能需戴眼镜矫正或进行手术治疗。另有眼功能障碍,如视神经萎缩,视网膜、脉络膜萎缩等。视神经萎缩多伴随重症脑损伤发生,伴有低智的痉挛型脑瘫、四肢瘫发病率高。

听力障碍分为末梢性和中枢性。脑瘫患儿多为末梢性。历来认为,手足徐动型患儿,多合并听力障碍,主要由于核黄疸所致,会影响语言发育,应及早请医生检查,可用助听器提高听力。

其他如牙齿发育不良。多数患儿出牙迟,患龋齿多,原因是牙质本身异常和口腔不卫生。牙齿发育不良,牙质疏松、易折、易蛀,有些呈锯齿状,各种牙病发生率高。单纯性脑瘫只占1/5,多数伴有一种或两种以上的并发症。所以脑瘫并不只是"肢体不自由",实际是"复合性障碍患儿"。因此,在进行康复医疗时,不要忽视伴随疾病的治疗。

# 第七节 脑瘫的诊断

## 一、脑瘫诊断的必备条件

1. 中枢性运动障碍持续存在

婴幼儿脑发育早期(不成熟期)发生:抬头、翻身、坐、爬、站和走等大运动功能和精细运动功能障碍显著发育落后。功能障碍是持久性、非进行性,但并非一成不变,轻症可逐渐缓解,重症可逐渐加重,最后可致肌肉、关节的继发性损伤。

2. 运动和姿势发育异常

包括动态和静态,以及俯卧位、仰卧位、坐位和立位时的姿势异常,应根据不同年龄段的姿势发育而判断。运动时出现运动模式的异常。

3. 反射发育异常

主要表现有原始反射延缓消失和立直反射（如保护性伸展反射）及平衡反应的延迟出现或不出现，可有病理反射阳性。

4. 肌张力及肌力异常

大多数脑瘫患儿的肌力是降低的；痉挛型脑瘫肌张力增高，不随意运动型脑瘫肌张力变化为在兴奋或运动时增高，安静时减低。可通过检查腱反射、静止性肌张力、姿势性肌张力和运动性肌张力来判断。主要通过检查肌肉硬度、手掌屈角、双下肢股角、腘窝角、肢体运动幅度、关节伸展度、足背屈角、围巾征和跟耳试验等确定。

## 二、脑瘫诊断的参考条件

1. 有引起脑瘫的病因学依据。

2. 可有头颅影像学佐证（52%~92%）。

脑性瘫痪的诊断应当具备上述四项必备条件，参考条件帮助寻找病因。

# 第八节 脑瘫分型和分级

参考 2006 版国际脑性瘫痪定义、分型和分级标准，ICD-10 和近几年的国外文献，第六届全国儿童康复、第十三届全国小儿脑瘫康复学术会议于 2014 年 4 月制定我国脑性瘫痪新的临床分型和分级标准。

## 一、脑瘫的临床分型

脑瘫可分为痉挛型四肢瘫、痉挛型双瘫、痉挛型偏瘫、不随意运动型、共济失调型和混合型。

### (一)痉挛型四肢瘫

以锥体系受损为主,包括皮质运动区损伤。牵张反射亢进是本型的特征。四肢肌张力增高,上肢背伸、内收、内旋,拇指内收,躯干前屈,下肢内收、内旋、交叉、膝关节屈曲、剪刀步、尖足、足内外翻,拱背坐,腱反射亢进、踝阵挛、折刀征和锥体束征等。

### (二)痉挛型双瘫

症状同痉挛型四肢瘫,主要表现为双下肢痉挛及功能障碍重于双上肢。

### (三)痉挛型偏瘫

症状同痉挛型四肢瘫,表现在一侧肢体。

### (四)不随意运动型

以锥体外系受损为主,主要包括舞蹈性手足徐动和肌张力障碍;该型最明显特征是非对称性姿势,头部和四肢出现不随意运动,即进行某种动作时常夹杂许多多余动作,四肢、头部不停地晃动,难以自我控制。该型肌张力可高可低,可随年龄改变。腱反射正常、锥体外系征 TLR(+)、ATNR(+)。静止时肌张力低下,随意运动时增强,对刺激敏感,表情奇特,挤眉弄眼,颈部不稳定,构音与发音障碍,流涎,摄食困难,婴儿期多表现为肌张力低下。

(五)共济失调型

以小脑受损为主,以及锥体系、锥体外系损伤。主要特点是:由于运动感觉和平衡感觉障碍造成不协调运动,为获得平衡,两脚左右分离较远,步态蹒跚,方向性差;运动笨拙、不协调,可有意向性震颤及眼球震颤;平衡障碍、站立时重心在足跟部、基底宽、醉汉步态、身体僵硬。肌张力可偏低、运动速度慢、头部活动少、分离动作差。闭目难立征(+)、指鼻试验(+)、腱反射正常。

(六)混合型

脑瘫各型的典型症状混合存在者,称为混合型。实际上是以痉挛型和不随意运动症状混合,或三者不同特征症状混合导致的脑瘫。病因及病理变化较为广泛,由于分型时某型表现为主的病例都分到相应类型中去,只有难以定出哪型症状为主的患儿定为混合型。

## 二、脑瘫的临床分级

目前,临床分级多采用粗大运动功能分级系统(GMFCS)。GMFCS 是根据脑瘫患儿童运动功能受限随年龄变化的规律所设计的一套分级系统,完整的 GMFCS 分级系统将脑瘫患儿分为 5 个年龄组:0～2 岁,2～4 岁,4～6 岁,6～12 岁,12～18 岁,每个年龄组根据患儿运动功能从高至低分为 5 个级别(Ⅰ级、Ⅱ级、Ⅲ级、Ⅳ级、Ⅴ级)。

此外,欧洲小儿脑瘫监测组织(SCPE)树状分型法(决策树)现在也被广泛采用。

# 第九节　脑瘫的辅助检查

## 一、直接相关检查

头颅影像学检查,如磁共振(MRI)、CT 和 B 超,是脑瘫诊断有力的支持, MRI 在病因学诊断上优于 CT。

凝血机制的检查,影像学检查发现不好解释的脑梗死可做凝血机制检查,但不作为脑瘫的常规检查项目。

## 二、伴随症状及共患病的相关检查

脑瘫患儿70% 有其他伴随症状及共患病,包括智力发育障碍(52%)、癫痫(45%)、语言障碍力障碍(12%),以及吞咽障碍等。应根据患儿病情特点和需要,选择应用如下相关检查。

1.脑电图(EEG)

并发癫痫时进行 EEG 检查,EEG 背景波可帮助判断脑发育情况,但不作为脑瘫病因学诊断的常规检查项目。

2.肌电图

它对区分肌源性或神经源性瘫痪,特别是对上运动神经元损伤还是下运动神经元损伤具有鉴别意义。

3.脑干听、视觉诱发电位检查

疑有听觉损害者,行脑干听觉诱发电位检查;疑有视觉损害者,行脑干视觉诱发电位检查。

4.智力及语言等相关检查

有智力发育、语言、营养、生长和吞咽等障碍者进行智商/发育商及语言量表测试等相关检查。

5.遗传代谢病检查

有脑畸形和不能确定某一特定的结构异常,或有面容异常高度怀疑遗传代谢病,应考虑遗传代谢方面的检查。

6.染色体病、基因病检查

非常规检查项目,进一步探究病因时检查。

# 第十节　脑瘫的鉴别诊断

脑瘫的临床表现非常复杂,很容易与其他疾病混淆,尤其在婴儿期,有些患儿只出现肌张力低下、运动和智力发育延迟三大症状,无其他明显特征,鉴别较为困难。确实在临床实践中很多疾病与脑性瘫痪的表现颇类似,应予鉴别。诊断脑性瘫痪应排除发育落后/障碍性疾病、骨骼疾病、脊髓疾病、内分泌疾病、自身免疫性疾病和遗传性疾病等。

## 一、运动发育落后/障碍性疾病

### 1. 发育指标/里程碑延迟

包括单纯的运动发育落后、语言发育落后或认知发育落。运动发育落后包括粗大运动和精细运动。最新的研究认为,该病的鉴别也应包括睡眠模式变化的落后。小儿6周龄时对声音或视觉刺激无反应、3月龄时无社交反应、6月龄时头控仍差、9月龄时不会坐、12月龄时不会用手指物、18月龄不会走路和不会说单字、2岁时不会跑和不能说词语、3岁时不能爬楼梯或用简单的语句交流时,应进行专业评估。爬的动作可能因孩子不需要进行而脱漏,故不应作为发育里程碑的指标。单纯一个方面发育落后的小儿90%不需要进行医疗干预,将来可以发育正常。大约10%的患儿需要进行医疗干预。早期筛查、早期干预有利于预后。

### 2. 全面性发育落后（GDD）

小于5岁处于发育早期的儿童,存在多个发育里程碑的落后,因年龄过小而不能完成一个标准化智力功能的系统性测试,病情的严重性等级不能确切地被评估,则诊断为GDD。但过一段时间后应再次进行评估。发病率为3%左右。常见的病因有遗传性疾病、胚胎期的药物或毒物致畸、环境剥夺、宫内营养不良、宫内缺氧、宫内感染、创伤、早产儿脑病、婴幼儿期的中枢神经系统外伤和感染、铅中毒等。

3. 发育协调障碍（DCD）

运动协调性的获得和执行低于正常同龄人应该获得的运动技能，动作笨拙、缓慢、不精确；这种运动障碍会持续而明显地影响日常生活和学业、工作，甚至娱乐；障碍在发育早期出现；运动技能的缺失不能用智力低下或视觉障碍解释，也不是由脑瘫、肌营养不良和退行性疾病引起的运动障碍所致。

4. 孤独症谱系障碍（ASD）

持续性多情境下目前存在或曾经有过社会沟通及社会交往的缺失，限制性的、重复的行为、兴趣或活动模式异常。要求至少表现为以下 4 项中的 2 项，可以是现症的，也可以病史形式出现：刻板或重复的运动动作、使用物体或言语；坚持相同性，缺乏弹性地或仪式化的语言或非语言的行为模式；高度受限的固定的兴趣，其强度和专注度方面是异常的；对感觉输入的过度反应或反应不足，或在对环境的感受方面不寻常的兴趣。症状在发育早期出现，也许早期由于社会环境的限制，症状不明显，或由阶段性的学习掩盖。症状导致在社会很多重要领域中非常严重的功能缺陷。且缺陷不能用智力残疾或 GDD 解释，有时智力残疾和 ASD 共同存在时，社会交流能力通常会低于智力残疾水平。有些 ASD 患儿可伴有运动发育迟缓，易误认为是 GDD 或脑瘫早期的表现。

## 二、骨骼疾病

1. 发育性先天性髋关节脱臼（DDH）

由于遗传、臀位产、捆腿等因素造成单侧或双侧髋关节不稳定，股骨头与髋臼对位不良的一种疾病。智力和上肢运动功能正常、站立困难，骨盆 X 射线片、CT 和 MRI 均可诊断。

2. 先天性韧带松弛症

大运动发育落后，独走延迟、走不稳、易摔倒、上下楼费力，关节活动范围明显增大及过伸、内收或外展，肌力正常、腱反射正常、无病理反射、无惊厥、智力正常，可有家族史，随年龄增大症状逐渐好转。

## 三、脊髓疾病

应排除小婴儿脊髓灰质炎和脊髓炎遗留的下肢瘫痪；必要时做脊髓 MRI 排外脊髓空洞症、脊髓压迫症和脊髓性肌萎缩等。

## 四、内分泌疾病

1. 先天性甲状腺功能减退症：存在反应低下、哭声低微、体温低、呼吸脉搏慢、智力低下和肌张力低下等生理功能低下的表现，因运动发育落后易与脑瘫相混淆。特殊面容、血清游离甲状腺素降低、促甲状腺激素(TSH)增高和骨龄落后可鉴别。

## 五、自身免疫病

多发性硬化(MS):是以中枢神经系统白质炎性脱髓鞘病变为主要特点的自身免疫病。本病最常累及的部位为脑室周围白质、视神经、脊髓、脑干和小脑,主要临床特点为中枢神经系统白质散在分布的多病灶与病程中呈现的缓解复发,症状和体征的空间多发性和病程的时间多发性。

需要注意的是运动发育异常的 5 个早期信号:①身体发软;②踢蹬动作明显少;③行走时步态异常;④两侧运动不对称;⑤不会准确抓握。

## 六、常见的遗传性疾病

有些遗传性疾病有运动障碍、姿势异常和肌张力改变,容易误诊为脑瘫,如强直性肌营养不良、杜氏肌营养不良、唐氏综合征(即21-三体综合征)、婴儿型进行性脊髓性肌萎缩(SMA)、精氨酸酶(ARG)缺乏症、异染性脑白质营养不良(MLD)、肾上腺脑白质营养不良(ALD)、家族性(遗传性)痉挛性截瘫(FSP)、多巴敏感性肌张力不全、戊二酸尿症 I 型、丙酮酸脱氢酶复合物缺乏症、Rett 综合征、神经元蜡样脂褐质沉积症(NCL)、家族性脑白质病/先天性皮质外轴索再生障碍症(PMD)、共济失调性毛细血管扩张症、神经节苷脂病 I 型(GMl)、脊髓性小脑性共济失调、尼曼匹克病 C 型、线粒体肌病和前岛盖综合征等。

# 第十一节　脑瘫的预防

脑瘫的康复医疗所付出的代价甚高,所需的时间较长,其疗效远不如常见病那么理想。故必须大力宣传,进行科学指导,优生优育,做到防病于未然。

## 一、出生前

(1)实行婚前保健,进行优生及遗传病知识指导。

(2)妇女生育年龄在 20~35 岁为宜。

(3)避免影响胚胎发育的有害因素,如风疹病毒、巨细胞病毒、疱疹病毒感染;

不要滥用药物,尤其是麻醉药、磺胺类、镇静药。

(4)禁止近亲婚配,预防先天残疾;保持情绪稳定,增进孕妇健康。

(5)定期进行孕妇健康检查,如有高血压、糖尿病应积极治疗。

(6)避免接触有害物质和放射线照射,不做过多的 B 超检查,不吸烟、饮酒,不长时间看电视、打牌等。

## 二、出生过程

分娩过程引起婴儿窒息、颅内出血导致脑瘫的约占 60%,因此,识别高危孕妇,预防绒毛膜羊膜炎,提高产科护理,改进新生儿复苏术,这是预防脑瘫发生至关重要的一环。

### 三、出生后

出生后一个月的脑瘫,是由于脑部感染、脑血管疾病、脑外伤、核黄疸等引起。须及时进行必要的处理,如吸氧,预防感染、保暖、光疗及换血等。脑损伤的新生儿应建立随访,定期检查。对运动发育落后、肌张力高、姿势异常、哺乳困难、惊叫不睡者,应注意脑瘫的发生;若真病发,应尽快就医,及早康复治疗,努力使脑瘫小儿"病而不残,残而不废"。

## 第十二节　脑瘫高危儿的早期识别及意义

高危儿是指在胎儿期、分娩时、新生儿期存在各种可能导致脑损伤高危因素的婴儿,他们可能在婴儿期表现出临床异常,但还不足以诊断脑性瘫痪;也可能临床表现正常。他们发生功能障碍后遗症或发育落后的风险较没有高危因素的婴儿高,因此,对这一特殊群体的早期监测、随访管理,以及必要时给予早期干预十分重要。

# 一、高危儿的早期表现

## (一)早期症状

小儿如有下列表现,应想到脑瘫的可能:①过度激惹,出生后持续哭叫,哭时打挺,入睡困难,一般持续 2 ~ 6 个月;②早期哺乳困难——吸吮无力、吞咽困难、呛奶或吃奶时找不到奶头,持续体重不增;③对噪音及体位改变容易出现"惊吓"、平时"敏感"易激动,即给予很小的刺激,反应就会很大;④护理困难,如穿衣服时难于将手拉入袖中,换尿布时难将大腿分开,洗澡时不易将手分开;⑤周岁小儿不分左或右利手,如小儿只用一只手,即使是右手,也应想到偏瘫的可能;⑥抱起来有"发硬"或"发软"的感觉。

## (二)运动发育落后

粗大运动及精细运动落后,周岁内正常小儿与脑瘫患儿表现有以下不同特征,应引起家长的关注。新生儿期,正常儿全身无规律活动,尝试抬头。脑瘫患儿活动少,尤其是手活动更少,严重患儿下肢过度伸直,而上肢屈曲,手握得很紧。

3 个月,正常儿俯卧位能抬头,逐渐会侧卧,俯卧位有交替踢蹬腿的动作。脑瘫患儿 1 岁或 1 岁多才会颤抖地抬头,下肢踢蹬动作明显减少或双腿同时踢蹬;若仅一条腿踢蹬,不动的一侧异常。

4 ~ 5 个月,正常儿主动把手张开,可抓悬挂的玩具,双手举在眼前玩耍。脑瘫患儿则不会抓握或只会一只手活动,另一只手紧握拳头,拇指内收。6~7个月,正常儿不靠物能直腰坐,可伸手取物,并以一只手递给另一只手;脑瘫患儿则仍不会坐,强扶或坐位时,两腿成屈状,扶成前倾体位,松手就会后倾倒下;手的动作不准确、不协调,取物困难。

8~10个月,正常儿会用手与膝交替动作,向前爬行。脑瘫患儿仍不会爬或爬时只是上肢活动,下肢没有伸屈交替运动,像兔跳一样。

周岁时,正常儿能自己站立,学会走步;脑瘫患儿明显延迟,甚至永远不会走,若扶腋下直立位时,两腿靠紧,甚至交叉成剪刀状,不能迈步。

## 二、高危儿识别的意义

高危儿的早期识别在于可得到早期干预,可最大限度地降低发生脑性瘫痪的可能。过去认为脑瘫是不治之症,将病人拒之门外,让其听天由命,但近年来各国学者研究表明,如果早期诊断,早期治疗,除严重者外,均可以治愈或正常化。黑龙江省小儿脑瘫疗育中心应用功能训练等治疗,总有效率为95.5%。早期治疗之所以如此有效,是因为脑组织在婴儿早期(0~6个月),尤其在新生儿期,尚未发育成熟,还处于迅速发育阶段,而脑损伤也处于初期,异常姿势和运动还未固定化,所以这一时期脑的可塑性大,代偿能力高,恢复能力强。

脑可塑性是脑组织受损伤所致神经缺陷的功能性反应,未成熟脑的可塑性能力强。由于围生期有害因素的影响,导致新生儿某些神经细胞死亡,神经细胞虽然不能再生,但脑的可塑性可以再构成,即神经元与神经元之间可以通过轴突和树突建立新的联络,恢复兴奋传递,发挥代偿作用。且年龄越小,再构成代偿能力越强。由于神经系统存在着可塑性,给脑瘫患儿在末梢部位给予一定刺激,不断地从末梢感受器向中枢传入正常的感觉刺激,使神经纤维萌出新芽,形成一个新的分支、新的通路,通过其他部位与途径,代偿受损的中枢神经系统的功能以及神经突触发生,促进正常运动的建立,恢复中枢神经系统的功能。

科学研究证明,脑神经细胞发育在胚胎 10～18 周开始增加,到胎儿 8 个月时,脑神经细胞增加基本结束,医学上称之为"一次性完成"。也就是说过了这个阶段脑神经细胞数目不再增加,神经细胞已达到 140 亿之多,6～7 个月已出现脑的沟回,其后是细胞成长和相互间联系(突触形成),2 岁时几乎接近成人水平。生后 4 个月神经细胞开始髓鞘化,4 岁基本完成,这个阶段称为脑细胞分化和完善期,可塑性大,潜在功能最强。中枢神经系统中存在着大量突触,正常情况下,只有部分突触常受到刺激,阈值较低,呈易活化状态。而相当一大部分突触的阈值很高,不易被使用,处于"休眠"状态。受到反复刺激后,这些突触的阈值逐渐降低和被活化及使用,并可形成新的突触和神经环路,重组一个神经细胞功能集团的网络系统。人体有些部位的脑组织具有多种功能和神经环路,它们和中枢神经各部同时参与活动,一旦承担某种活动的重要脑区受损,其功能可由未受损的其他区域代偿。科学家研究证明,神经运动主要功能是信息传递。大脑中信息有两类,一类为主要通路较易开发,另一类为次要通路较为曲折;第一通路受阻时(脑损伤),第二通路开发变得容易些,治疗的理论就基于此。易开发大脑的潜能,给脑活素、神经生长因子、胞磷胆碱等神经营养剂,再通过功能训练、经络导平等外界刺激,从而达到启动脑细胞代偿功能。

婴幼儿期的中枢神经系统尚未发育成熟,脑组织各部位功能尚未专一化,关节挛缩程度相对较轻,手法矫治也较容易,所以早期治疗会达到事半功倍之效。

# 第十三节　脑瘫患儿疗效不佳的因素

有的患儿经过长期治疗,但效果不理想,应该查找原因,是否存在以下问题:您经常四处求医,治疗无定吗? 您经常中断治疗,时断时续吗? 您经常更换治疗方法或药物吗? 您并不在意孩子的病情变化,只是把治疗作为履行义务吗?

上述四项中,有任何一项或数项,要马上改正错误做法。

如果孩子具有"病情较重,配合困难;智力较差,交流障碍;年龄较大甚至超过7岁"这类情况的,那么,其治疗难度会加大,意味着在治疗上家人必须花费更多时间和精力。

# 第三章　功能训练治疗体系

正常婴儿是在脑发育的前提下,通过刺激与学习,促进运动发育,在一定的月龄完成抬头、翻身、坐、爬、站、走等动作,在脑部形成正常的神经通路。脑瘫患儿由于脑损伤妨碍了这些动作的完成。可以通过被动刺激并加以训练,强制性克服异常姿势和动作,扶持其生来应当会的正常运动,和代偿性重新建立新的神经通路,这是功能训练的理论依据。

运动疗法的核心是将身体的运动、手足的活动方式教给患儿,使他能记住它,学着正常运动发育规律进行学习,克服作为脑瘫症状表现的肌肉痉挛,无意识的不随意运动,以及肌肉软弱无力等异常;使其掌握脑神经肌肉运动功能联系所反映的动作,使运动正常化。因此,有学者称其为克服运动。

自20世纪40年代以来,西方一些国家学者对脑瘫康复进行了深入研究,创立各自的治疗体系,大致有以下几种。

## 第一节　Bobath 神经发育疗法

Bobath(鲍巴斯)疗法是英国学者 Dr. Karel Bobath 和 Berta

Bobath 夫妇于 20 世纪 50 年代共同创造的治疗方法,是当代小儿脑瘫康复治疗主要手段之一,在英、美、日、德等发达国家广泛应用,并成立了专门的 Bobath 医院。

（一）基本原理

Bobath 认为,正常发育的脑组织一旦受损害,运动发育则会停止或迟滞,同时释放出异常姿势反射而出现异常姿势、运动形式。小儿脑瘫的运动障碍,表现为与其相应年龄的运动发育落后（未成熟）,以及在正常儿童任何年龄阶段都看不到的病态异常运动模式（异常性）两个特点,这也是 Bobath 认识脑瘫的两个基本观点。脑瘫的中枢性运动障碍的协调困难表现为肌肉或姿势紧张异常,以及异常的联合反应阻碍了正常运动,出现病理反射和正常的感觉—运动发育迟延。

Bobath 认为,运动是人类固有的特性,运动感觉可以通过后天不断学习而获得。脑瘫运动障碍主要是脑受损伤后原始反射持续存在和肌张力的改变,造成异常姿势和原始运动模式主导其整体运动,妨碍了正常的随意运动,此外,正常姿势反射发育延迟或不完善,致使运动发育迟缓。适当的刺激可抑制异常姿势反射和运动模式,利用正常的自发性姿势反射、平衡反应等调节肌张力,使患儿体验正常的姿势和运动感觉,从而改善对异常运动的控制能力,诱发正确的动作。该技术对促进病人的主动运动,增加动作难度、克服痉挛、降低肌张力和预防畸形以及进行较为复杂的运动等有明显的实用价值。

脑损伤后,运动发育向异常方向发展,患者因而体会不到正常运动、正常姿势、正常肌紧张的感受,相反却不断体会异常的感觉,在神经系统中逐渐形成异常传导路,长期下去这种异常姿势与异常运动就会固定下来,因而患者的异常姿势与异常动作逐渐明显,症状逐渐加重,尽管脑性瘫痪定义为"非进行性",但是这种异常姿势、异常运动不被中断,病情仍然是进展的。Bobath 认为,脑瘫的临床症状至少在青春期前是进行性的,并且多伴有视觉、听觉、智力、性格等各种症状,因此他也强调要从整个人体发育障碍的角度出发,进行广泛的多方面的长期治疗,包括语言训练、作业疗法及日常生活能力训练等。

## (二)基本手法

Bobath 的治疗大体可以分为以下三个阶段进行:第一阶段,使肌张力恢复或接近正常状态,可采用抑制异常紧张性姿势反射,如非对称性紧张性颈反射和紧张性迷路反射,逐步获得正常的肌张力;第二阶段,促进立直反射与平衡反射发育,多在无意识当中,在各种姿势下,在失平衡状态下促进立直反射与平衡反射的发育。在立位时向前、向后、向左、向右推动患儿,使其在失去平衡的情况下迈出第一步,促进平衡动作,这是一种无意识的自动反射,是人生最重要的功能之一;第三阶段,向随意动作移行阶段,治疗时不给患儿摆好动作,而是通过设计的场面,引导患儿出现正常的动作姿势,体会正常运动的感觉,使痉挛减轻,逐渐引出自发的随意动作,按翻身、四爬、坐、立等顺序进行。

基本手法有抑制性手法、促通性手法、掌握关键点及各种叩击性手法等。

1. 抑制性手法

抑制性手法又称反射性抑制肢位,简称 RIP。抑制性手法的出发点和目的,是为了使患儿保持正常姿势,为此,必须首先利用 RIP 打破异常姿势。

(1)抱球姿势。使患儿头颈躯干前屈,臀部抬高,四肢对称屈曲,状如抱球(图 3-1)。可抑制头部背屈、角弓反张、上肢后伸、下肢硬直、ATNR 等异常姿势。

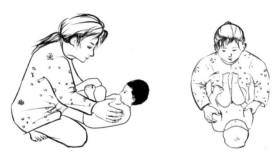

图 3-1　抱球姿势

(2)全身伸展姿势。使患儿头颈躯干四肢充分伸展(图 3-2),可抑制脊柱后弯、股关节和膝关节屈曲、张力性迷路反射(TLR)等异常姿势。

(3)侧卧位对称姿势。使患儿两上肢及双手保持正中位,两下肢对称屈曲,侧位于床上(图 3-3)。可抑制紧张性伸展及非对称性姿势。

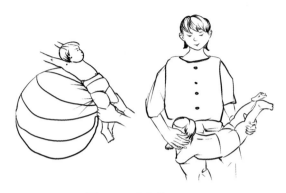

图3-2　全身伸展姿势

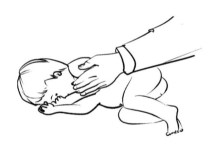

图3-3　侧卧位对称姿势

实际上 RIP 手法非常多,每个患儿的病情不一样,使用手技也不同,主要是掌握纠正异常姿势的原则,以便找到身体的某一关键体位,确定更好的 RIP,以达到治疗目的。

当抑制性手法有效时,可见患儿某一部位的肌张力降低,不随意动作减少,逐步恢复正常肌张力及正常姿势。

2. 促通性手法

出发点和目的是在抑制异常姿势的基础上,进一步完成一些正常的姿势和运动,进而阻断异常信号的传入,增加正常刺激和信号的传入,使中枢恢复和获得正常的感觉—运动系统的机能。为达到促通目的,必须发挥患儿主动性及良好合作。常用的促通性手法如下。

(1)抗重力头立直模式。仰卧位将患儿拉起45°或90°(图3-4),可促进头颈前屈、头直立,也可促进平衡反应。

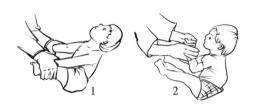

图3-4 抗重力头立直模式

1. 拉起45°;2.拉起90°,使前臂90°屈曲

(2)对称性坐位模式。使患儿保持对称性坐位姿势,下肢外展外旋,可抑制下肢内收交叉(图3-5),促进脊柱伸展及抬头,也可促进躯体感觉的发育。

(3)上肢与手的保护性伸展模式。坐位,使患儿上肢向前方、侧方、后方伸展支撑(图3-6),可促进坐位平衡反射,也是四爬位及爬行的准备。

(4)手、口、眼协调模式。仰卧位,使患儿两手抓足入口(图3-7),可促进四肢对称屈曲及仰卧位平衡反应。

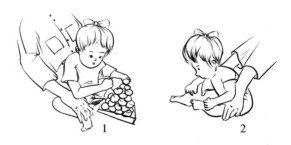

**图 3-5　对称性坐位模式**

1 伸展坐位抓玩具自由玩;2. 伸腿坐躯干前倾手摸足

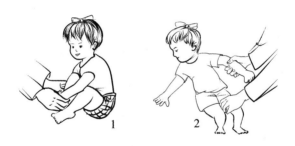

**图 3-6　保护性伸展模式**

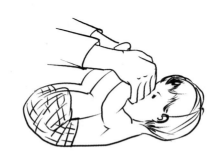

**图 3-7　手、口、眼协调模式**

（5）体轴回旋模式。仰卧位或俯卧位，以下肢或上肢带动身体扭转对侧回旋（图3-8），这种模式对翻身、侧坐及站起的准备是很重要的。

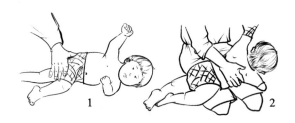

**图3-8 体轴回旋模式**

1.仰卧位,以下肢促进躯干回旋;2.俯卧位,以一侧上肢上举促进躯干回旋

（6）平衡反应模式。使患儿坐在圆滚子上或扶物站立（图3-9），可促进坐平衡反应。

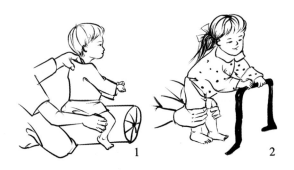

**图3-9 平衡反应模式**

1.坐位平衡;2.立位平衡

3. 关键部位

关键部位是指能更好地起到抑制或促通作用的身体的某一部位,每个患儿的病情不同,其关键部位也不一定相同,常用的关键部位有以下几个。

(1)头部。利用头部达到抑制和促通的手法有:①俯卧位、坐位、立位,使头部伸展,可促进全身伸展;②仰卧位使头部屈曲,可抑制颈部及肩胛带回缩;③手足徐动患儿,起立步行走时,使头部前屈可抑制股、膝关节过度伸展。

(2)上肢、肩胛带。①使前臂内收、肩关节内旋,可抑制伸展紧张,对手足徐动有效;②使前臂外展,肩关节外旋,肘关节伸展,可抑制胸部及颈部肌肉屈曲,促进下肢外展外旋,也可促进手指伸展;③使关节外旋上举,可抑制屈肌紧张性屈曲,促进脊柱、股关节和下肢伸展;④使上肢外旋、向后方伸展,有更明显的抑制躯干屈曲,促进脊柱伸展作用,适用于重度痉挛性脑瘫;⑤使前臂外展,手关节伸展,拇指外展,可促进全指伸展。

(3)下肢、骨盆带。①使下肢屈曲、股关节外旋外展,可促进足关节背屈;②使下肢伸展位外旋,可促进下肢外展及足关节背屈;③使足趾背屈,特别是Ⅴ、Ⅳ、Ⅲ、Ⅱ趾,可抑制下肢紧张性伸展,促进足关节背屈及下肢外旋外展。

4. 叩击性手法

叩击手法是通过对深部固有感受器及浅表感受器的叩击刺激,提高肌张力,使患儿保持一定的姿势,主要用于肌张力低下的患儿。

（1）抑制性叩击。用于拮抗肌,抑制紧张性的肌肉,激活紧张性低的相反肌群。

（2）压迫性叩击。对于紧张性低的肌肉予以压迫叩击,使其能保持一定姿势。

（3）交换性叩击。为实现正确的相反神经支配,以两手交互轮流叩击,也可训练平衡反应。

（4）扫刷性叩击。在感受器予以扫刷,可激活局部肌群并达到协同收缩的目的。

叩击手法注意事项:训练师要根据患儿病情,选择适当的叩击手法。治疗中注意观察患儿反应,防止刺激过强过弱。过强引起异常反应,过弱达不到刺激要求。

5.应避免的姿势模式

Bobath 手法较多且复杂,几乎没有固定的方法。较好的手法是在正确的评价时抓住患儿关键部位,给予适当的扶助和刺激,发挥患儿的潜力,一面克服异常姿势,一面主动游戏和运动,从而体验和学习正常运动感觉及运动模式。为了打破异常姿势,阻止异常刺激和信号传入中枢,除要使用正确的抑制和促通手技以外,也要注意一些异常姿势模式的出现,在治疗过程中避免出现的姿势模式如下。

（1）整体运动模式。人类运动发育分 3 个阶段:原始的整体运动、个别的分解运动及有目的随意运动。当运动发育障碍时,3 个阶段不能顺利进行。整体运动是在原始反射支配下的全身运动,在胎儿后半期及出生时发育最完善,主要作用是诱导阵痛,引起子宫内移动,使头部前进及娩出,有利分娩,生后不久消失。一般认为生后 2 个月属正常,3 个月后,尤以 5~6 个月后还存在肯定是异常的,在训练对应注意抑制和阻止整体运动模式,并尽力促进和诱发分解运动。

(2)角弓反张模式。角弓反张是一种典型的异常姿势,但一些没有角弓反张姿势的患儿,往往易于出现以头肩足支持体重,将躯干和下肢抬高,形成角弓反张的姿势,这种自动形成的角弓反张姿势与典型的角弓反张姿势不同,其是可以变化的,不是刻板的,只是一种运动模式而已。这种模式在 8 个月以内正常儿可见到。并且对痉挛型脑瘫也有促进发育的治疗作用。但对徐动型脑瘫,尤其是下肢比上肢轻的患儿,这种姿势模式则应该抑制及避免之;如不避免,就会使下肢紧张性增加,头的调节及上肢的发育日趋落后。如此下去,坐位和立位平衡将是不可能出现的。

(3)下肢硬直模式。正常儿出生 4 个月后,下肢呈外展外旋位,足背屈。痉挛型和紧张性手足徐动型脑瘫,下肢多呈内收内旋位,足底屈。下肢硬直伸展时,可使下肢伸肌紧张性亢进,进一步引起交叉及尖足;同时还妨碍坐位时股关节屈曲,进而失去坐位的基础和平衡。所以,在治疗过程中,要避免下肢硬直伸展模式出现。

(4)跪位上肢前方伸展支撑模式。这种运动模式是正常儿的一种保护性伸展模式,可保持前方平衡。但这种模式可增加患儿上肢内收、内旋的异常姿势,增强肩胛带和躯干肌的紧张性,促进脊柱胸椎后弯,对治疗不利。需要利用平衡反应模式促进患儿平衡时,可使其采取坐位或立位,或首先进行侧方或后方平衡的促通。

# 第二节　Vojta 运动发育疗法

Vojta(沃伊塔)运动发育疗法是德国学者 Vojta 博士所创建的,是一种集诊断、治疗、预防为一体的运动疗法。Vojta 博士生于 1919 年,曾在布拉格大学附属医院任小儿神经科医生。Vojta 博士首先从研究脑瘫的异常反射、异常紧张的抑制入手,对脑瘫的诊治进行了多方面的尝试。经过反复的临床实践,至 1962 年 Vojta 博士总结出 9 个诱发带,并随着研究的深入,不断寻找出了许多诱发带。终于在 20 世纪 70 年代初,总结出一套完整的治疗小儿脑瘫的理论与手技。这种治疗理论与手技是通过反射性腹爬与反射性翻身两种移动运动的诱发,并使之累加,最后形成协调的复合的前进运动,达到治疗的目的。反射性腹爬与反射性翻身是 Vojta 疗法的核心。

(一)基本原理

1. 对移动运动的认识

康复医学中的理学疗法的目的,是获得双足步行的功能。获得这一功能的前提是,从系统发育阶段向个体发育阶段过渡,必须经过翻身、腹爬、四肢爬的发育过程,最后双足站立行走。在这一过程必须将手从在上述运动中的支持与推进机能中解放出来,获得双手使用工具的能力。

Vojta 博士认为,鱼在水中游,鸟在天上飞,人与动物在陆地上的活动,都是各自为了适应生活环境的移动方式。人类所有的移动运动都是以系统发育期的协调性复合运动为基础的,必须充分认识这种移动运动。

移动运动的特点如下:①移动运动是一种开始于一定的出发肢位,运动后又恢复到出发肢位的一种反复性的、协调的自动功能。这种运动可分为一定的相(期),如走路运动分为摆动期与支撑期;在四爬时,头部、躯干、四肢每时每刻对姿势变化进行调节,相运动就是移动活动时瞬间发生在肢体上的分解运动或肢体角度变化的多关节调节运动。如手伸向前面的物体,爬行移动到远处的物体,独步到达目的物或目的地等。相运动必须有正确的姿势反应性做保证才能顺利完成。②全身骨骼肌都参与到移动运动的某种规律的经过之中。③每种骨骼肌各自的作用,能在时间上与空间上相互作用。具体地说,每一个运动都有主动肌、拮抗肌、固定肌、中和肌,只有这些肌肉共同作用,才能保证运动正常进行。④移动运动本身未必是目的,通常是要达到一定目的的一种手段。

2. 生理学机制

(1)脑的可塑性。Vojta 博士认为年龄越小,脑的可塑性大,脑的可塑性最大时期是处在发育中时。未成熟的脑,一般是指出生后半年之内,最晚不超过 8 个月,这个时期异常姿势运动尚未固定,如果接受治疗,给予适当的刺激,利于患儿向正常方向发育。

因为脑损伤后,运动功能恢复的解剖学基础是神经新生或出芽。出芽有两种,一种是再生性出芽,一种是侧支性出芽。神经系统损伤后多为侧支性出芽。从一个神经细胞体的树突及轴突长出树突芽及轴突芽,向着神经损伤后轴突变性的空白区生长,在原来失去神经作用的地方重新建立起突触联系。

神经元由细胞体与突起(树突与轴突)构成,神经元的突触末梢反复分支形成突触小体与其他的神经元的树突构成突触联系,所以一个神经元可以通过突触性传递,对许多其他神经元产生作用;再者,一个神经元的树突或胞体又可接受许多不同种类及性质的神经元的刺激,传递兴奋,促进递质释放,增加突触电位。

(2)促通作用。促通作用是指从末梢感受器给予刺激,不断向中枢传导,再经过传出神经,诱导出正常的移动运动姿势。

正常人为了站立与行走,下肢必须伸展,但对脑瘫患儿必须促通胫前肌、小腿三头肌、胫后肌等各肌肉之间的生理性收缩,使之互相协调,才能诱导出正常站立姿势,所以正确分析异常运动,选择正确的促通手法十分必要。

Vojta 的促通作用,实际上是利用反射活动的连锁反射原理。因为一个刺激发动一次反射,反射的效应又成为新的刺激,再次引起新的反射,使反射像链条样传递下去,使神经中枢与神经末梢之间建立起正常的协调刺激,是对每个运动姿势的促进,使之相互关联,赋活一个,传导一个,最后形成整体运动姿势,赋活正常种系发生的移动运动功能。

(3)反馈调节。Vojta 疗法反复强化刺激,可引起结果(运动反馈模式),又作为第二次刺激信号,经深部感觉传入中枢,如此反复刺激反复强化,可使正常的运动模式得到记忆与加强,从而达到治疗目的。通过反馈调节达到反复学习运动的目的。

(4)时间与空间的叠加。Vojta方法治疗脑瘫时,开始时间短,兴奋可能不完全、不明显,随着治疗时间韵延长(时间性)和多个位置的刺激(空间性),由于刺激时间与空间的叠加,即可引起阈值上兴奋,发生反射性传出效应,诱导出正常的移动运动,这种作用是时间与空间的叠加作用机理。

(5)移动运动。Vojta疗法在一定部位给予刺激,可有收缩方向的改变,促进患儿由向心性收缩向离心性方向变换(正常儿童为离心性)。如仰卧位支点在肩部,肌肉收缩向着肩部呈向心性,如改变这种方向,可以使患儿取俯卧位,用肘关节支撑,支点在肘部,肌肉收缩方向则向肘部呈离心方向,从而促进移动运动的形成。

Vojta疗法主要适应的应该是异常姿势尚未固定化的中枢性协调障碍儿,但对年长儿也可诱发出相应的相运动。一面予以抵抗一面让患儿记忆,只要患儿能配合,该法也可适用于年长儿。由于脑的继发性变性是在生后6个月~5岁内发生,所以年长儿也不要超过3~5岁。在继发性变性之前治疗,脑的器质性损伤小,机能障碍是可逆的,由于某些机能改善和激活,可防止脑的继发性变性,至少也可使之减轻,因而易于取得良好的治疗效果。

(二)治疗方法

1.反射性腹爬(R-K)

(1)出发姿势俯卧位,头颈在躯干延长线上内旋30°~45°,稍屈曲。后头侧前额着床,鼻在乳头线上,颈肌伸展,左右肩胛及骨盆与床水平,躯干垂直。

颜面侧上肢:肩关节外展、外旋,110°~130°上举,肘关节40°屈曲,前臂中间,手半握拳,位于肩胛线上。

后头侧上肢:肩关节内收、内旋,上肢位于躯干一侧,肘关节伸展,手指自然姿势或握物品。

颜面侧下肢和后头侧下肢:股关节30°外展、外旋,膝关节轻度屈曲,下肢半伸展位,跟骨在与脊柱平行的股延长线上。

(2)诱发带及反应。诱发带是诱导产生反射性移动运动的关键部位,包括位于四肢的4个主诱发带(A至D)和位于躯干的5个辅助诱发带(①至⑤),共9个(图3-10)。

1)主诱发带

①颜面侧上肢肱骨内侧髁。方向:颜面侧肩胛骨。反应:引起以下肌群收缩。

a.肩胛骨范围:斜方肌下部、前锯肌、斜方肌,可使肩胛骨稳定、内收。

b.肩关节范围:三角肌后部、肱三头肌、大圆肌、背阔肌收缩使上肢反射性向后方移动。胸大肌、肩胛下肌收缩使肩胛带抬高。冈上

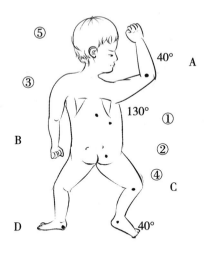

**图3-10　出发姿势及诱发带**

A. 颜面侧上肢肱骨内侧髁　B. 后头侧上肢桡骨远位端

C. 颜面侧下肢股骨内侧髁　D. 后头侧下肢跟骨

①肩胛骨内侧缘下1/3 或下角　②髂前上棘　③肩峰

④臀中肌　⑤后头部

肌、冈下肌收缩使肩关节保持内收旋平衡。三角肌肩峰部、锁骨部、肱二头肌收缩使各关节稳定。

　　c.肘关节范围:肘肌、上臂肌收缩使肘关节屈曲,保持中间位。前臂肌肉协调性收缩,使手握拳、背屈、桡屈、内收。手部肌肉收缩,骨间肌、指深屈肌、指浅屈肌等,使拇指外展,中手骨开排外展,全指屈曲。

　　②后头侧上肢前臂末梢桡骨远外端,腕横纹上二指处。方向:与

上肢外展、向前移动相对抗。反应:肩关节外旋、外展、上肢由后向前移动,肘伸展、手关节背屈、中手骨外展,手指从小指开始伸展、拇指伸展。这些反应与以下肌群收缩有关。

a.肩胛骨范围:斜方肌上部、三角肌肩峰部、前锯肌。

b.肩关节范围:三角肌锁骨部、胸小肌、冈下肌。

c.肘关节范围:肱二头肌、上臂肌、肱桡肌。

③颜面侧下肢股骨内侧髁。方向:股关节方向。反应:股、膝关节屈曲,下肢由后向前移动,骨盆带抬高,足关节背屈、足趾散开。这些反应与以下肌群收缩有关。

a.骨盆带:髂腰肌、股直肌、缝匠肌等。

b.膝关节:膝屈肌、腓肠肌。

c.足关节:胫骨前肌、小腿三头肌等。

d.大腿内收肌群:股四头肌、股关节内外旋肌等。

④后头侧下肢跟骨。方向:垂直向下。反应:臀中肌、阔筋膜张肌、大腿内收肌群、颈骨前肌、小腿三头肌、颈骨后肌收缩使股关节外旋、下肢伸展、足关节背屈。

2)辅助诱发带

①肩胛骨内侧缘下1/3处。方向:颜面侧肘关节。反应:肩胛骨内收。

②髂前上棘。方向:向上。反应:下肢屈曲。

③肩峰。方向:上方。

④臀中肌。方向:颜面侧膝关节。

⑤后头部及后头侧下颌。方向:与头部活动相对抗的方向。

（3）应答反应模式。R-K 诱导产生的是典型的爬行动作,即颜面侧上肢向后回旋,后头侧上肢向前回旋,颜面侧下肢屈曲,后头侧下肢伸展,头向对侧回旋。这一连串动作在人类系统发生过程中形成的,在正常新生儿实验中已得到证实(图 3-11)。

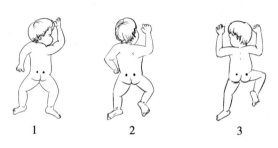

**图 3-11　应答反应模式**

1. 出发姿势;2. 中间姿势;3. 终末姿势

（4）R-K₁ 基本手技出发姿势与 R-K 相同,一般选用颜面上肢肱骨内侧髁,后头侧下肢跟骨及肩胛骨内侧缘下 1/3,2 个或 3 个诱发带,由 1 人或 2 人共同完成,主要观察肩胛带和颜面侧下肢的反应。要注意与向后回旋的力量相对抗,并使肘关节作为固定点。这不仅可增加刺激的强度,而且还可以促进肱二头肌、肱三头肌的收缩方向由向心向离心方向转换,进而可促进腹爬移动的完成。由于该下肢未被固定,往往见到屈曲伸展,再屈曲再伸展,屈伸反复进行,这是正常反应。当反应不明确时,应注意调整刺激强度、用力方向,也要注意出发姿势是否被破坏。如两肩水平、头颈躯干垂直、各关节角度等,如有变化也要及时调整,R-K₁各种手法见图3-12至图3-17。

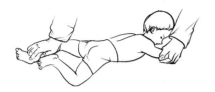

图3-12 R-K₁手法(1)

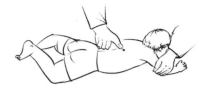

图3-13 R-K₁手法(2)

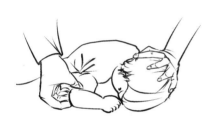

图3-14 R-K₁手法(3)

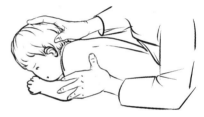

图3-15 R-K₁手法(4)

如抬头差、不能肘支撑等:对抬头差的患儿可选用后头部及颜面侧上肢肱骨内侧髁2个诱发带(图3-14)。对不能以肘支撑的患儿可选用颜面侧上肢肱骨内侧髁、后头部及颜面侧肩胛内侧缘1/3三个诱发带,并使颜面侧上肢肘关节保持90°固定屈曲位(图3-15)。

为促进下肢的伸展和促进骨盆带抬高,可选用颜面侧上肢肱骨内侧髁和后头侧下肢跟骨(图3-16)。固定颜面侧下肢膝部,向下向后压迫臀部,可诱发手支撑(图3-17)。

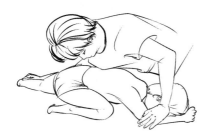

图3-16　R-K₁手法(5)

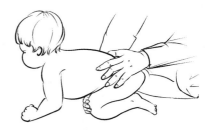

图3-17　R-K₁手法(6)

2.反射性翻身(R-U)

(1)出发姿势仰卧位,头正中或向一侧回旋30°,颈伸展,头轻度前屈,使眼睛能看到乳头为宜。两上肢自由位或呈 ATNR 姿势(颜面侧上肢伸展,后头侧上肢屈曲),两下肢半屈半伸,两肩平行,头颈躯干垂直(图3-18)。

(2)诱发带及反应。主诱发带为胸部带,位于颜面侧乳头下二横指,横膈膜附着处,第6~7肋间。可通过剑突画一横线,通过乳突画一纵线,其交叉点即为胸部带的中心点,可根据患儿情况向内或向外移1 cm。

辅助诱发带包括:①对侧肩峰;②后头侧下颌骨;③后头部;④对侧肩胛骨下角。主要起到增强刺激,维持出发姿势的作用。

用力方向:主诱发带先向下,后向背、向头,再向对侧肩峰及腋下。辅助诱发带主要是与主诱发带相反的方向。

反应:包括局部反应(直接效果)和远隔部位反应(反射性反应)。

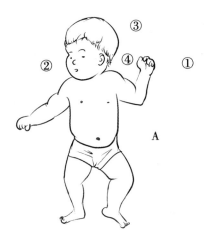

图3-18　R-U出发姿势及诱发带

主诱发带:A.胸部带;辅助诱发带:①肩峰;

②下颌;③后头部;④对侧肩胛骨入角

直接效果:①7、8肋间直接最大限度伸展,传入神经是中部胸神经后根;②6~8肋骨横突内收最大限度伸展,传入神经是6~8胸神经后根;③横膈膜扩张,后头侧多见,传入神经是1~4颈神经后根;④纵隔移动,是伴随肺、肋骨骨膜及肺膜内感受器的刺激而发生的,传入神经是迷走神经,中枢位于延髓的迷走神经核;⑤颜面侧腰方肌和后头侧腹外斜肌伸展,使颜面侧骨盆抬高,身体向对侧回旋。传入神经是5~12胸神经和12胸神经至5腰神经后根。于是对脊髓和延髓的广泛刺激传入中枢。

反射性反应:头后对侧回旋,上半身伸展,肩胛骨内收。腹肌收缩、两下肢90°屈曲、轻度外展、外旋、足背屈。颜面侧上肢外展。后头侧上肢肘屈曲外展。进一步刺激压迫,头和躯干进一步向对侧回旋并进行翻身。

(3)应答反应模式。R-U诱导产生的是典型的翻身运动:首先是腹部肌肉收缩,下肢对称屈曲,臀部抬高,然后头、颈、躯干及颜面侧上肢向对侧回旋。反应从1开始,经过2、3,逐步完成向对侧翻身,这一连续动作是在个体发育过程中形成的,在正常新生儿已得到证实(图3-19)。

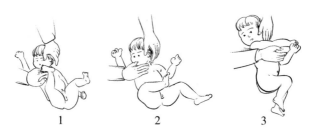

图3-19  R-U应答反应模式

(4)基本手技

1)R-U₁出发姿势与R-U相同,对年龄较小ATNR姿势者,可采用头正中位,从拇指压迫刺激法(图3-20)。对年龄大有ATNR姿势者,可采用头内旋30°,以小鱼际压迫刺激法(图3-21)。R-U₁主要适用于不会翻身的患儿,也适用于头背屈、肩前屈,腹肌无力,下肢内收交叉、尖足等患儿的治疗。

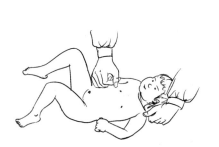
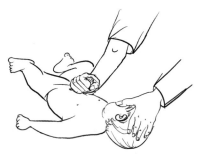

图3-20 R-U₁ 手法(1)    图3-21 R-U₁ 手法(2)

　　小儿侧卧位,对年长患儿,医者可以下肢压迫固定患儿下侧下肢,上侧下肢置于医者腿上,并压迫刺激内侧髁,医者以腹部向前用力靠紧患儿背部并固定上侧上肢。另一诱发带选用下侧上肢肱骨内侧髁,向患儿肩胛带方向压迫刺激,可进一步促进翻身、同时可抑制两下肢内收交叉,促进脊柱伸展(图3-22)。

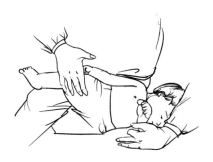

图3-22 R-U₁ 手法(3)

对年龄较小患儿,可选用上侧髂前上棘向后压迫刺激,选用上侧肩胛骨内侧缘下 1/3 向前压迫刺激,形成力偶构成捻转性刺激,可诱发躯干立直(抬头)和进一步翻身。注意使下侧上肢与躯干呈 90°,以利抬头,翻身后形成肘支撑(图 3-23)。

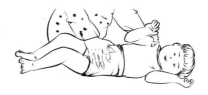

图 3-23  R-U$_1$ 手法(4)

2)R-U$_2$ 出发姿势与适应证与 R-U$_1$ 基本相同,不同的是使双下肢同时屈曲并向上向臀部方向压迫刺激(图 3-24)。

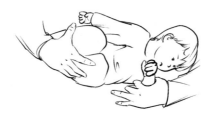

图 3-24  R-U$_2$ 手法

3)R-U$_3$ 与 R-U$_2$ 基本相同,使小儿侧卧位,选用上侧肩胛骨内侧缘下 1/3 向前压迫刺激,再选用下侧下肢或上侧下肢股骨内侧髁,向后压迫刺激(图 3-25)。

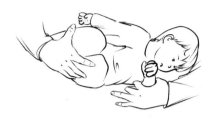

**图3-25　R-U₃手法**

（5）R-U诱导产生的主要运动及其意义

1）肋间肌、膈肌、纵隔和腹肌收缩引起的深呼吸运动。这可调节患儿呼吸障碍、增加血氧含量，对缓解肌紧张有重要作用。

2）腹直肌、腹内膜肌、腹外斜肌收缩引起臀部抬高，下肢屈曲运动。这不仅为翻身及行走打下基础，而且由于腹壁肌肉得到锻炼与加强，可纠正由于腹肌无力而产生的双下肢屈曲尖足代偿动作。

3）下肢屈曲外展及背屈运动，是在腹壁肌肉收缩、下肢屈曲运动的同时出现的，可逐步纠正下肢内收交叉及尖足。

4）腹壁肌肉非对称性收缩引起的回旋运动，可促进翻身及坐位自由玩耍。

5）由于全身肌肉被激活，打破了 ATNR 及 TLR 姿势，进而可产生对称性的屈伸运动。

6）由 R-U₂手技诱发的上半身与下半身的扭转运动，这是翻身坐起的必需条件。

7）由 R-U₂、R-U₃、R-U₄诱发的主动抬头运动，这是由原始反射支配过渡到立直反射支配的重要标志,也是病情好转的标志。

8)口腔肌肉、舌肌、内脏平滑肌、肛门及膀胱括约肌收缩引起的脏器活动,可改善咀嚼及构音,增强胃肠蠕动,进而可治疗吞咽困难、言语障碍、腹胀及脱肛等。

# 第三节　Peto 引导式教育

Peto 教授出生于匈牙利,1911 年考入奥地利维也纳医科大学,1952 年在布达佩斯创立 Peto 国立研究所。他主张对脑瘫患儿童进行全面的康复训练,提出一个患儿所需要的训练治疗和教育应由一个人在同一环境中给予,这个人被称为引导者。在治疗训练时,引导者要全面负责患儿的训练和特殊教育。在训练动作时,引导者用简单言语提示,让患儿边做边说,这样可使体能、语言和智力同步发展。Peto 疗法还针对患儿居住环境内的家具进行了特殊的改进,便于抓握和进行日常运动训练,并强调与其他儿童合作,激发兴趣,重点发展走和日常生活技能等。其中以人格与性格为比较重要的方面。因为性格是一个在心理与躯体系统中决定他独特行为和思想的启动性结构。试想一个人的性格具有坚强、开朗、能够积极地对待生活处理一切,那么假使他遇到了意外导致伤残而失去了某些功能,也可恢复或战胜伤残,使失效的功能重新生效,更有可能还会出现奇迹。若是一个人具有自卑、被动消极的性格,那么即使他伤残的程度很轻,足以能够恢复,只怕他也不能够完全康复或所用时间会很长。所以应该教育鼓励患儿由被动变主动,这样适合带来成功经验的环境就很重要了。

（一）Peto 引导教育与 Bobath、Vojta 疗法的比较

Peto 疗法与 Bobath、Vojta 疗法有一定的区别,具体情况见表3-1。

表3-1　Peto 疗法与 Bobath、Vojta 疗法的比较

| Peto 疗法 | Bobath、Vojta 疗法 |
| --- | --- |
| （1）集体游戏、集体教育疗法 | （1）一对一的治疗方法 |
| （2）24 小时接受治疗,可以寄宿集体生活 | （2）每日 1～2 次,每次 30～50 分钟,由专职人员进行训练 |
| （3）引导者经过四年制大学学习培养,学习医学教育学、心理学、哲学、音乐及理学疗法（PT、OT、ST）知识,经国家考试允许 | （3）由理学疗法师分别进行,治疗者多为专科大学毕业生,经国家考试允许 |
| （4）主动治疗,在保育幼儿园被教育完全能自由地创造性接受治疗,形成正常的人格 | （4）被动治疗,患儿容易依赖、孤立,影响自主的精神发育 |
| （5）中枢⇌末梢,双向促通 | （5）末梢→中枢,单向促通 |
| （6）适用于 2 岁以上各年龄组患儿,可实现自我感知,利于社会 | （6）Vojta 疗法从出生 7 天可以开始治疗,Bobath 疗法出生后一个月开始治疗 |

（二）Peto 疗法的特点

（1）最大限度地引导调动患儿本身自主运动的潜力，以娱乐性、节律性、意向性激发患儿的兴趣及参与意识。在训练过程中，引导员尽可能诱发患儿自主完成该项动作。

（2）集体训练与家庭训练相结合。集体训练不但达到训练功能的目的，而且有助于其性格的发展及社会交往能力的提高，为将来适应社会打下基础。家庭训练保持了训练的持续性及稳定性。

（3）对小年龄的孩子和程度较重的脑瘫患儿，必须用 Bobath 的功能训练法达到治疗目的。所以 Bobath 法是引导式教育的前奏，前者训练患儿比较痛苦而后者训练是轻松愉快的，两者是相辅相成的。而引导式教育在它的基础上进行了发展与提高，使脑瘫患儿能够得到运动功能、语言、理解和感知能力的全方位发展。

（4）强调 24 小时的严格训练，有机运用各种训练法，与日常活动结合起来进行教育。

（5）以教育学、心理学和哲学等为基础，并与幼儿园和中小学教育相结合。

（三）实施方法

1. 分组

按年龄、疾病种类及功能障碍的轻重分组。以年龄和功能障碍相似的作为一组，以便使他们互相刺激学习，这样可以使这一个小组成为一个社会团体。Peto 教授将这种教育组比如为管弦乐队,引导者是乐队的指挥,而患者是乐队中持有不同乐器的演奏员,在引导者指挥下各自发挥独自特点,在每天疗育中,学习运动机能、提高智力及语言能力等。

2. 环境与家具

使用一些特殊的和木制家具,不同年龄、不同功能障碍的儿童,需要配制适合该患儿的不同类型的家具。通常在儿童从家中护送到康复中心的途中使用轮椅。环状物、拐杖、横条、梯背椅是引导式教育的常用工具,并利用梯背椅子进行走路的练习。

3. 引导者

引导员既是一个协调者,也是教育者。他指挥着本组整体,并建立适合条件,与每个孩子建立密切的联系,引导员要了解每个孩子完成动作的能力,观察他的进展,相应地修改方案。引导员要确保习作是有目标的。引导员要通过四年正规训练才能获得资格证书。

4. 节律性意向

节律性意向是引导式教育的一种诱发性技巧之一。节律是指动的节拍。意向是指一个人想要达到某个目标。当我们把这个意向用语言讲出来,就建立了语言和动作的连贯性,从而促使了学习动作的过程。节律性意向是训练的基础成分,它可以保证儿童的意识供给。

5. 日常课题制定

引导员根据各组特点,制定课题,有机地串联起来,形成一连串的日常训练课程,包括:床上、坐位、步行、语言训练等。日常生活动作课题,如洗漱、就寝、就餐、穿脱衣服、排便、洗浴等;还有手的精细动作及学习准备课题,如辨色、分左右手、拼图、书写、绘画练习等;还有应人能力的训练,如外出购物模拟训练、组织外出郊游、宿营活动等。对于学龄儿童还需要有文化教育与文体活动的课题。

上述训练课题可以安排在不同时间,可有日计划、周计划与月计划。

训练课目在实施时,由一名引导员按各个课题向患儿发指令,如,"举起左手",让患儿与引导员一起重复这一指令,目的是让患儿将这指令在头脑中意识化,然后全体在喊"1,2,3,4,5"的各节奏中举起左手。完成这一动作有困难时,引导员要通过工具等促通方法促使患儿完成。如将左手放在椅背横木上,逐渐移动向高一位的横木,直至举起。

(1)如在平衡训练时,把平衡当作游戏,内容如下。

1)我双手抓住梯背架!抓住!抓住!

2)我把双腿伸直!伸直!伸直!

3)我把双足分开平放在板上!1,2!

4)我抬头双眼向前看!1,2!

5)我腰伸得直直!1,2!

6)我把重心向左移1,2,3,4,5!

7)我左腿伸直!伸直!伸直!

8)我右腿屈曲!屈曲!屈曲!

9)我把重心向右移1,2,3,4,5!

（2）如把步行当作游戏，内容如下。

1）我双手抓住步行架！1,2！

2）我抬头双眼向前看！1,2！

3）我抬起左脚！抬起！抬起！

4）我把左脚踩在地上！1,2！

5）我手肘伸直！伸直！伸直！

6）我抬起右脚！抬起！抬起！

7）我把右脚踩在地上！1,2！

8）我站得直直的！1,2！

以上两个例子中的"抓住、伸直、抬起"每个都是反复动作，这些动作增加对患儿感觉的输入及空间、方向感的控制。而"1,2"是在治疗时，令患儿可间接把知识吸纳于自己的思想中。

患儿通过节律性意向活动促使对人体形象、空间、时间、目标的认识，还可以训练患儿的专注力、思考力、方位辨识表达及理解能力。因此在儿童康复训练中引导式教育是起重要作用的。

同一课题要反复多次进行，直至组内大部分患儿可以较顺利地完成这一目标，然后再根据组中患儿的特点重新设置新的治疗目标，制定新的课题。使用声音、图画、颜色和图表法引起儿童的注意和激发他们去做的兴趣。

引导教育强调的是每日24小时严格训练，患儿从起床至入睡，有机地运用各种课题使患儿沐浴在全天的疗育中，即使是就寝也是以疗育组为单位，患儿尽可能自主安排寝具、换睡衣裤、摆放衣物等。

唐氏报告引导式教育治疗小儿脑瘫取得了较好的疗效。38 例脑瘫患儿(年龄 3~14 岁)及其父母参加了学习班,根据脑瘫患儿的特点,制订了训练计划,并教会患儿父母在家庭进行引导式教育的一些简单方法。接着患儿父母在家里训练脑瘫患儿,每月一次随访受试者家庭并帮助他们制定训练目标,包括体能、言语交流、基础的认识能力以及日常生活、社会交往、适应环境的能力。帮助他们改进家具、训练器材和环境。每隔半年把受训的患儿和他们的父母集聚在一起,让他们互相交换体会并提高他们的自信心。通过 18 个月的训练,所有脑瘫患儿在各个方面都取得了明显进展,尤其是语言、活动和生活自理等方面进步较快。说明引导式教育在家庭中的应用更适合于发展中国家。

# 第四节　山本疗法

山本疗法是日本学者山本浩博士总结各种理学疗法精髓的基础上,通过近 20 年的工作经验而创立的。他主张从 0 岁开始治疗,理由是可以防止继发性障碍,包括关节挛缩和精神障碍,更主要是可以在不良运动模式形成之前,学会正常运动模式,达到治疗目的。它包括 14 种治疗手技。

1. 呼吸调整

重度紧张性手足徐动型脑瘫,往往有腹直肌异常紧张,胸廓扁平凹陷等影响呼吸,这对头的稳定、翻身及坐都有影响,也容易喘鸣,影响咳痰而至呼吸道感染,所以对呼吸的调整是很有必要的。

手法:仰卧位,用绷带固定胸廓下部,抑制胸式呼吸,同时让患儿学习腹式呼吸,先用手掌轻轻挡住其口鼻,并将双下肢向腹部屈曲轻轻按压,让患儿腹部放松,尽量呼出肺内残余气体,然后放开手,并将双下肢伸直,同时让患儿鼓腹,尽量吸入新鲜空气(图3-26),如此反复进行数次至十几次。

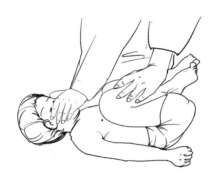

**图3-26　呼吸调整**

2. 仰卧位抬头

使患儿双下肢屈曲,仰卧于治疗者双膝之间,用双手牵拉患儿上臂,扶助仰卧位抬头(图3-27)。它对头背屈、角弓反张等伸肌优势向屈曲模式转动不良者也适用,但对屈肌优势者不适用。

3. 扭转

出发姿势如图3-28,治疗者同一手牵拉患儿相反侧上肢,诱发躯干扭转,回旋,注意防止患儿臀部倾斜。同样操作要左右反复进行。

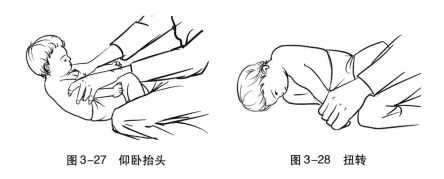

图 3-27　仰卧抬头　　　　　　　　图 3-28　扭转

4. 背屈

目的:促进患儿脊柱伸展,训练背肌腰肌的调节。这对头稳定、坐位都是重要的基本训练之一。

手法:仰卧位,将两上肢在背后轻轻向后牵拉,扶助抬头、背屈,促进脊柱伸展,股关节伸展,为充分诱发,尽量使双侧肩胛骨内收至正中位,并可用手指刺激肩胛部和骶棘肌(图 3-29)。

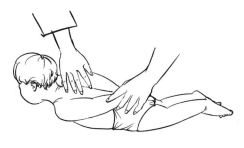

图 3-29　背屈

5. 翻身

在扭转训练的基础上,解除双下肢抑制,促进翻身,然后再扶助患儿从俯卧位向仰卧位翻身,反复进行(图3-30)。

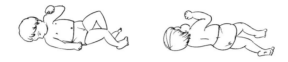

图 3-30 翻身

6. 肘支撑

肘支撑是调节颈及肩关节促进抬头的基本动作,在地板上或Bobath球上训练。让患儿肘关节90°屈曲,前臂着床,肩肘成一直线并支持上半身体重。固定好肘关节,摆好持重的姿势(图3-31)。

7. 腹爬移动

重度痉挛脑瘫两下肢硬直伸展,不能完成交互伸展运动,爬行时多以上肢用力下肢伸展不动,此时用被动的腹爬训练很有必要。

首先将患儿右上肢向前伸展,如果有困难,可先使患儿头向左旋,然后将左下肢在股外旋位被动屈曲,并诱使其向前用力,使左下肢伸直,同时使右上肢屈曲,以肘支撑体重,躯干向前移动。再使头右旋,左上肢向前伸展,右下肢屈曲,诱使右下肢伸展,左上肢屈曲以肘关节支持体重,躯干向前移动,如此反复进行。连续动作的完成需几个人同时操作,让患儿学习体验交换伸屈运动(图3-32)。

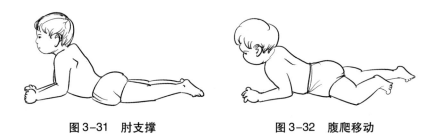

图 3-31　肘支撑　　　　　　　图 3-32　腹爬移动

## 8. 手支撑

患儿俯卧位,治疗者两手固定其肘关节或用绷带固定,促使两上肢伸直并持重,两手距与肩同宽(图 3-33)。

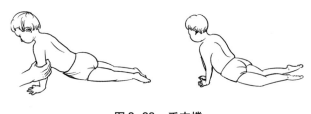

图 3-33　手支撑

## 9. 四肢爬姿势

在肘、手支撑训练之后,进行四爬姿势的训练。治疗者在患儿背后,用一手托起患儿腹部,另一手压迫其臀部,促进两手和两膝支持体重,并左右摇摆,保持四肢爬姿势不变,促使平衡脊柱和骨盆分离运动(图 3-34)。

10. 坐位

治疗者于患儿身后,将两腿摆成盘腿坐姿势,使两膝自然分开
(图3-35)。

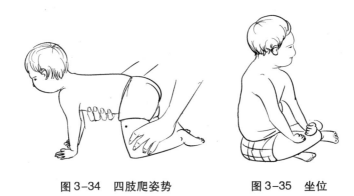

图3-34 四肢爬姿势  　　　　　　图3-35 坐位

11. 四肢爬移动

在四肢爬姿势训练基础上进行患儿的移动训练。首先使一侧上
肢向前伸出、落下,然后使对侧下肢向前移动,两侧交互进行。开始
时可一步一步进行,后来要左手右膝同时抬高、向前伸出、落下,左膝
同时抬高、伸出、落下,逐渐达到熟练灵活的程度(图3-36)。

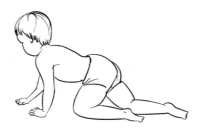

图3-36 四肢爬移动

12.膝立姿势

膝立姿势是以双膝支持体重,保持立位不倒的姿势。膝立是以坐位站起的片断,用两膝步行叫膝步,但都是一过性的。训练时扶助小儿完成膝立位,如防止倾斜、动摇,使身体垂直以膝持重。当单膝立时,另一下肢股、膝、足各关节保持90°,防止内外旋及尖足着床,足底要水平保持足跟着床(图3-37)。主要适用于痉挛型和紧张性手足徐动型。

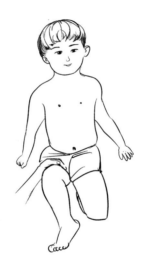

**图3-37 膝立姿势**

13.蹲起站立

患儿坐于木凳上,治疗者在其面前以两手扶持其两膝并向后按压,同时令患儿站起,开始时患儿可扶持治疗者,慢慢使患儿独立坐下,再站起,反复训练。注意使患儿足跟着地,两足与肩同宽,重心通过股、膝、足,保持垂直(图3-38)。

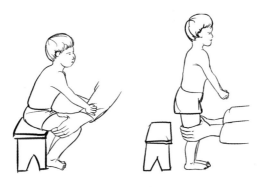

图3-38 蹲起站立

14. 独走

立位平衡是独站和独走的前提,当独站很好完成后,方可进行独走训练。开始借助拐杖、步行车、平行棒等,逐渐过渡到独走。治疗者的任务是扶助和鼓励,增加患儿的安全感及信心。

以上手法,对于年长患儿可从头至尾操作一遍,即从仰卧位至立位训练结束,14种手法依先后顺序进行。每天做2～3遍,如是小于6月龄的患儿,只能选择扶抬头、翻身、四爬等手法。

# 第五节 Rood疗法

Rood(罗特)是有名的物理治疗师,她以运动发育和神经生理基础相结合为依据,提出了一套治疗方法,刺激相应感觉器官,通过反射产生运动反应,可诱发有目的动作。常用的刺激技巧有如下几种。

## (一)易化法

擦刷技巧分快速擦刷和缓慢擦两种。前者用软毛刷在要活动肌群表皮上,按照肌肉收缩做 3~5 次/秒的快速擦刷,持续进行 30 秒,旨在提高肌张力,治疗弛缓性脑瘫。如在刺激 30 秒后仍无反应,可重复进行多次。如在对抗肌的部进行擦刷,可起到抑制主动肌收缩的效应。缓慢擦刷 1 次/秒,30 秒,降低肌张力,治疗痉挛型脑瘫。

## (二)叩击法

用指尖叩打肌腱或肌腹,有易化这些肌群的作用。轻叩手法可使局部肌肉松弛,适用于张力增高型;重叩手法可促进局部肌肉缩,适用于张力低型。

## (三)抑制法

对关节、肌腱、肌群的轻压、轻叩、慢拉、抚摸、按摩或振动等手法以达到抑制肌痉挛的目的。

以上康复技术各有特色,世界各国的应用亦各有侧重,为了取长补短,互相补充,将各种促通技术综合应用于脑瘫的康复中。本着洋为中用,古为今用,创立一个具有中国特色的行之有效的脑瘫康复疗法是我们今后的主要任务之一。

# 第四章　综合治疗方法

脑瘫患儿康复治疗的原则是早期诊断、早期治疗,促进正常的运动感觉发育,抑制异常的运动模式。针对脑瘫患儿的各种残疾,采用综合治疗方法,包括前述的运动疗法,还有药物、按摩、针刺、水疗、矫形器、外科手术等。根据不同的发育阶段,循序渐进,持之以恒,要求患儿家长积极参与,并与医务人员密切配合,使患儿达到日常生活自理、入托入校学习,成为自谋生计的人。

疗育概念由高木宪次创立,指对有肢体障碍的儿童(包括脑瘫在内),通过长期的医疗康复、教育、生活指导等,使身体的残障减轻,努力争取社会自立。这对脑瘫患儿来说和康复概念基本相似。

## 第一节　药物治疗

脑瘫除了用理学疗法、作业疗法、语言疗法等外,也采用药物治疗,主要包括能促进脑组织生长发育、促进损伤的脑组织迅速恢复的营养健脑药物及脑瘫并发症的对症治疗,尤其对于年龄较小的患儿,脑组织处于生长发育期,适当地给予促进脑组织生长发育的药物很有必要。

（一）西药疗法

利用脑组织发育的药物,促进脑的新陈代谢,改善脑的血液循环,补充脑发育的营养物质,增强机体的抵抗力,对神经细胞的发育及突触的生成有良好的作用,特别对脑瘫并发智力障碍的患儿更为适用。对有可能引起脑性瘫痪的高危儿提倡应尽早应用,尤其是新生儿窒息、新生儿缺氧缺血性脑病等。

1. 神经生长因子注射剂

（1）用药机理:帮助脑损伤的神经元修复,尤其对脑发育期的神经元会有更好的促进修复作用。

（2）用法及剂量:1～3岁1 000单位/d,肌内注射;3～7岁1 500～2 000单位/d,肌内注射,连用30天为一疗程。用药前要做过敏试验。

2. 脑活素

（1）作用机制:能加快大脑小脑的发育,它有利于脑神经细胞的蛋白质合成,并有利于有关激素的产生。

（2）用法及用量:肌内注射及静脉滴注,1～5 mL/d,连用10～20次为1个疗程,可重复多次。

3. 神经细胞生长素

（1）作用机制:可促进神经细胞蛋白质合成,增加脑内毛细血管密度,改善脑部血液循环,调节神经细胞代谢。

（2）用法及用量:肌内注射或静脉滴注,每日一次,每次2～

4 mL,1~2个月为一疗程。

4. 胞磷胆碱

(1)用药机制:扩张脑血管,解除颅内血管高阻力、低流速的病理生理状态,达到改善脑组织代谢,促进脑功能恢复。

(2)用法剂量:50~100 mg/d,用5%或10%葡萄糖注射液150~200 mL静脉滴注,1次/d,20日为一疗程。

还可选用东莨菪碱注射液、多种维生素、多种微量元素制剂,也可辅助用苯海索或巴氯芬片等减低肌张力药物。

(二)中药疗法

脑瘫运动功能障碍主要是因胎气怯弱、先天禀赋不足,多数患儿肝肾两虚,精血不足,脾气亏虚,肌肉僵硬或松软无力,而产生五迟、五软、五硬的病症,脑瘫属于中医疑难病症。治疗原则应以补益先天肾气、填精益髓为主,兼顾培育后天脾胃之气,调理饮食并去邪。

脑瘫为小儿弱症,根据脑瘫的临床表现可属于五迟、五软、五硬的范畴。

1. 五迟

(1)立迟:站立过迟,不稳或不能站立。

(2)行迟:走步过迟,或迟迟不能行走。

(3)齿迟:出牙延迟,或者不出。

(4)语迟:说话过迟,或者不会说话。

(5)发迟:头发稀少,发黄晚出。

五迟主要是由于肾藏精气不足,先天胎禀不足,后天护理不当,哺养不利,使后天水谷之失养,气血虚弱。肾主髓、肝主筋,使筋骨痿软,站立不稳、延迟行走。肾主骨,齿为骨之余,使牙齿迟而不出。心主血,血为发之余,患儿头发稀黄迟出。如果气血不充,心不能主神明,肾不能生髓,脑髓不充,技巧不出,患儿低智,反应迟钝,说话晚或不会说话等。

治法:补益心肾,调养气血。

主方:①六味地黄丸加减(熟地黄、山茱萸、山药、茯苓、丹皮、泽泻)。②金匮肾气丸加减(熟地黄、萸肉、山药、茯苓、丹皮、泽泻、附子、肉桂)。③五子补肾丸(枸杞子、菟丝子、五味子、覆盆子、车前子)。

常用药物:熟地黄、山药、杞子、山萸肉、鹿角霜、当归、白芍、丹皮。方中可酌加入菖蒲、远志以开心窍,胡麻养血生发。

2. 五软

(1)头项软:不能竖颈,不能抬头。

(2)口软唇弛:咀嚼无力,口角流涎。

(3)手软腕下垂:手软不能抓握或抓举。

(4)足软无力:不能站立,或站立不稳。

(5)肌软松弛:肢体少动,腰软而不能坐,左右转动困难。

五软主要是由于先天骨藏精不足,先天肾气不足,气血不足,后天水谷精气不足,喂养不当,或体弱多病,使脾胃亏损,脾不能统血,不能运化水谷。脾主身之肌肉,肌肉的生成主要依靠水谷精气的供给,脾胃运化正常时,肌肉丰满,口唇红润;而脾胃失常,则肌肉消瘦,无力变软,口唇苍白少华,所以脾胃亏损,气血虚弱,肌肉无气以生,骨骼肌肉营养缺乏而呈五软状态。

治法:滋补肝肾,补中益气。

主方:①补肾地黄丸(熟地黄、泽泻、白茯苓、山萸肉、牛膝、山药、鹿茸)。②补中益气汤(黄芪、甘草、党参、当归、陈皮、升麻、柴胡、白术)。

常用药物有炒党参、焦白术、炙黄芪、熟地黄、山药、当归、鹿角霜、牛膝。

3. 五硬

(1)头硬:头硬后仰,不能俯视。

(2)颈硬:颈部紧张或角弓反张。

(3)手足硬:手足发凉,如冰而硬。

(4)腰硬:腰如板,少活动。

(5)肉硬:肌肉坚实,屈伸困难。

五硬在先天精气不足的基础上,多由后天禀赋不足,肾气得不到水谷精气的充养,肾气不足,肾不生,髓不满,骨不充。肝不藏血,精血同源,肝肾亏损,脑髓失养,大脑功能障碍。肝生筋,肝气衰时,筋不能动,出现筋骨酸痛,痉挛拘急,角弓反张的症状。

小儿为稚阴稚阳之体,易感风寒六淫之邪,若经络运行气血失常,全身缺乏水谷精微濡养,致使头颈、四肢、躯干变硬,屈伸障碍。

治法:培元补肾益肝;祛风散寒,兼调气血。

主方：补肾益肝可用补肾地黄丸，或河车地黄丸，药物有紫河车、麦门冬、天门冬、牛膝、黄檗、杜仲、熟地黄、龟板。

祛风散寒，兼调气血可用小续命汤，用麻黄、防己、人参、黄芩、桂心、甘草、白芍药、川芎、杏仁、附子、防风、生姜。

常用药物有：党参、麻黄、川芎、炙甘草、官桂、制附子、干姜、当归、大枣。

# 第二节　按摩治疗

《素问·异法方宜论》中早有推拿按摩的记载："中央者，其地平以湿，天地所以生万物也众。其民食杂而不劳，故其病多痿厥寒热，其治宜导引按跷。"按跷，即今天之推拿按摩。

按摩就是在人体表及经络或穴位上运用各种手法，达到强身健体和治疗疾病的目的。能否达到这个目的，关键在于是否能掌握和运动好各种手法。因为按摩的效果直接与手法的技巧和手法的选择有关。

手法在认识上有广义与狭义之分。广义上讲，手法是检查、诊断和治疗疾病的总称和概括，所以古代讲手法是："一旦临证……机触于外，巧生于内，手随心转，法从手出。"尤其在治疗疾病过程中，手法绝不仅仅是机械的运动方式，要具有丰富的情感及互动，要不断地与患者患处的肌肉、韧带、经络等进行交流，随时适度地调整手法给予的力度、角度、频率等，即所谓"手随心转，法从手出"。狭义上讲，手法就是用掌、指等着力部位运用多种技巧在人体表上进行治疗的方法。根据生物力学的观点,手法大致可分为摆动类、摩擦类、挤压类、叩击类、振抖类和运动关节类等。

按摩的作用是舒筋活络、理筋整复、活血化瘀,可以解除肌肉痉挛,改善肌肉萎缩,是治疗小儿脑瘫的重要疗法之一,它无服药之不便、针刺之苦,故易为患者接受。

(一)小儿按摩特点

小儿具有脏腑娇嫩,形气未充,生机蓬勃,生长发育迅速的生理特点和免疫力低下,容易发病,传变较快,易趋康复的病理特点,手法宜轻快柔和,平稳着实。常用手法有以下几种。

(1)推法。施术者以指、掌、拳、肘、足等部位着力于患者体表一定部位或经络上,做前后、上下、左右直线推动。小儿常用拇指平推法。

(2)揉法。以中指或拇指指端或掌根或大鱼际定位于一定部位或穴位作柔和的旋转动作。

(3)拿法。用指或全手合力相扣,提拿肌肉或穴位。小儿常用指拿法。

(4)摩法。手掌附在体表一定部位做环形或往返而有节奏地轻柔摩动,使局部产生温热舒适感,有止痛作用。

(5)击法。以拳、指、掌或背等做拍打或捶击,须用轻柔的指劲或腕动。

(6)攘法。用手背或腕部附着于一定部位,往返连续滚动,适用于肌肉丰厚处。

(7)拨法。以指端侧面置于肌肉或肌腱的一侧,做横向或垂直方向的刮动或拨动。

## (二)对身体不同部位进行按摩

### 1. 头部

头是人体生命活动的中枢,也是正常运动功能的统帅。如果头部控制能力不良,则必然会影响其他运动功能的发育。

(1)患儿仰卧位。术者以右手掌按压百会刺激区,左手掌按压在脐下小腹部。右手掌逐渐用力,使掌力由颈椎经脊柱直达腰骶。患儿头与身体保持在一直线上,术者手感应该有顶物样支撑感。

(2)接上势,术者以一指点揉百会穴,然后扣点或散点百会刺激区,可以提高头控能力和促进脑的发育功能。

(3)接上势,术者一手托起患儿头部,另一手屈曲五指,运用指尖之力,以抓法自前额过百会区,直至后枕部,以及两侧颞部,如此反复数次。此法如梳头,有益开窍、提神醒脑和通调经脉之功。

(4)俯卧位,两手平放于头两侧。术者揉点风池穴,然后按、揉、拿颈刺激区。

### 2. 躯干部

脑瘫患儿因肌力平衡失调,致使肢体扭曲,姿势不对称。矫正脊柱的畸形,促进腰髋的旋转能力,为坐、翻身和四肢运动功能发育奠定基础。

（1）俯卧位，两手上举至头之两侧，两足自然平伸。术者用手掌根，沿督脉刺激线自背至腰有节律地按压。每按一下移动一个部位，约1至2个椎节，由上直至骶部。此法能调节中枢、利于脊柱畸形的矫正。

（2）接上势，术者以两拇指同时按揉两肾俞穴，能增补元气，填精生髓，并能增强腰肌和下肢力量。

（3）侧卧位，背向术者。术者一手按拿患儿肩部，另一手按住髂部，两手一推一拉，以扳法逐渐相反用力使腰部旋转至最大限度。用力要缓和，逐渐拉大腰部的旋转度，有效地牵张躯干各部肌肉，促进翻身动作和躯干平衡功能。

（4）接上势，松开按在患儿肩部之手，按在髂部之手向前推动，使患儿成俯卧，手掌轻拍其腰背部，自上而下数次即可。

3. 上肢部

（1）双臂相交，患儿仰卧位，医者两手握住患儿双手，拇指轻压患儿劳宫穴，示指压合谷穴，中指压大陵穴。使患儿双臂外展，手心向上，在胸前缓慢交叉，使双肘关节相交后再缓慢恢复原状。如此反复40次。适用于上肢痉挛、肘关节屈曲、前臂内旋、外展、握拳。

（2）松肩法。施术者使患儿双手置身体两侧，施术者拇指压患儿劳宫穴，示指压合谷穴。固定左侧上肢，使右上肢尽量慢慢伸展上举过头顶后，再恢复原位固定。左侧上肢也同样伸展再恢复原状。如此反复40次。

（3）双手叩肩法。施术者使患儿双臂平行于双肩，双手掌心向上,施术者双手指压穴位(劳宫、合谷、大陵),使患儿双臂重叠、双手触及双肩,再恢复原位。如此反复数十次。适用于肘关节活动障碍。

(4)松腕法。使患儿双臂外展,外旋后,施术者双手拇指推拿患儿手掌部,由手心向大鱼肌、小鱼肌推进。以缓解手掌大小鱼肌痉挛。再沿拇指、示指、中指、无名指的掌面,由指根部向指尖推拿,以矫正手指屈曲挛缩。以后使腕关节做屈伸被动活动数十次,以防止腕关节屈曲畸形。

4.下肢部

(1)分髋法。仰卧位,使髋膝关节呈屈曲状,施术者以双手扶患儿双膝内侧,双大拇指揉压双解溪穴,并推拿痉挛的股内收肌群,以缓解痉挛。双手扶按患儿双侧大腿内侧,将双膝分开,使髋关节分开到较大程度(图4-1)。如此反复做数十次。此法适用髋关节内收挛缩。

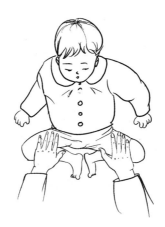

**图4-1 分髋法**

（2）髋内外侧旋转法。仰卧位，膝关节呈屈曲位。使患儿右腿向内屈曲，踝关节置于左侧的膝部固定，左手向下压（图4-2），如此反复数十次，左腿用同样方法做数十次。

施术者左手握患儿右脚踝关节、右手握其膝关节，同时拇指按压阳陵泉穴，使右腿屈曲外展，向内下方压其膝部，再恢复原状，如此反复（图4-3）。左下肢做法同右侧。主要适用于两下肢内收、内旋，髋关节屈曲挛缩。

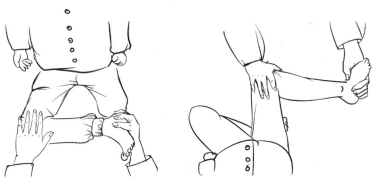

图4-2　髋内外侧旋转法　　　　图4-3　髋内旋转法

（3）髂股束松解法。侧卧位，屈曲患儿一侧髋、膝关节，使另一腿伸直。施术者一手扶髂嵴固定，另一手沿挛缩的髂股束，由上至下按摩20～30次（图4-4）。此法适用于膝关节挛缩。

（4）按臀法。取俯卧位，施术者左手握住患儿双小腿踝关节，右手按其腰部肾俞穴，按20次（图4-5）。施术者左手左右轻轻摆动患儿双腿40次。此法适用于髋关节挛缩。

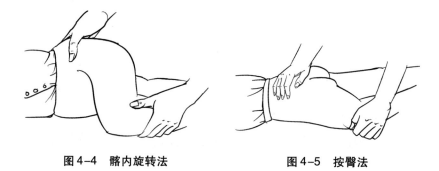

图 4-4　髂内旋转法　　　　　　　　　图 4-5　按臀法

（5）直腿抬高三指按摩法。施术者一手握患儿一侧下肢,使其伸展抬高,与躯干呈直角,另一手示指、中指、无名指并拢沿小腿后面的腓肠肌起端向下按摩到达跟腱上端。反复按摩数十次。此法适用于双下肢屈曲痉挛者,缓解腓肠肌痉挛,矫正足下垂畸形。

（6）压膝整足法。施术者使患儿一侧下肢屈曲,右手使踝关节呈直角固定,拇指紧压解溪穴,左手按压膝部,向前下方按压再恢复原状,如此反复数十次。此法可矫正踝关节运动障碍及尖足着地站立者。

（7）搬足法。患儿仰卧位,施术者左手拇指按压解溪穴,并固定踝关节,右手握前足,拇指紧压涌泉穴,向前、向外推揉 30 次,以矫正足内翻畸形,如足外翻畸形,则向上、向内推揉。

（三）病情不同,推拿有别

脑瘫患儿主要表现为智力低下,运动发育落后,肌张力改变及异常姿势,推拿手法有以下特点。

（1）智力低下，宜醒脑开窍，可用推法开天门、推坎宫，点揉太阳穴、风池穴，叩击巅顶穴位如百会、四神聪等。

（2）运动发育落后，根据病情，不会抬头，可用揉法、拿捏法加强颈肩部力量；不会翻身，可用板法以促进翻身；不会坐，可以捏脊、点按腰阳关等，加强腰部力量。

（3）肌张力高痉挛型患儿的牵张反射亢进，致使某些肌群的张力明显增高，而拮抗肌的张力相对不足，反复多次牵拉活动，能使痉挛肌张力转为抑制，从而使痉挛肌肉放松。施术者牵拉时，动作要柔和，以防肌腱损伤。例如，痉挛性上肢瘫牵张手法，施术者一手握住患儿肘关节，另一手握住手心，使手、腕关节牵拉，使上肢恢复到原来的屈曲痉挛状态。如此反复做被动牵拉活动。患儿在仰卧位和站立时进行，易达到抗痉挛模式。

对下肢痉挛牵张治疗，仰卧位，头居中，施术者分别握住患儿双膝关节下端，使髋、膝关节充分屈曲后再拉直，髋屈曲同时伴外旋，两腿交互屈伸，反复牵张与放松。然后将两腿缓慢向外牵张，达最大程度外展位后再松手，使之恢复原状，重复多次。腘绳肌和跟腱肌痉挛时，施术者可按压膝关节，使膝关节呈伸展位，另一手握住该侧足部前端，缓慢施力于足底，使踝关节充分背屈。将膝、踝关节反复屈曲和伸展。患儿下肢呈伸展位而不能达到充分足背屈时，施术者可将该侧下肢外展，稍抬高并缓慢加大对足背屈的牵张力。

同时使足趾背屈及按摩解溪穴位，易促进足背屈和缓解跟腱痉挛程度。施术者亦可用两手分别握住患儿两足前部，使两侧髋、膝、踝关节进行交互屈伸活动,两侧髋、膝、踝关节进行交互屈伸活动,速度由慢到快,最后以最快速度和充分屈伸,连续牵张数分钟。

此法可使下肢髋、膝、踝关节均获得牵张。但对跟腱挛缩严重的患儿,则牵张力度不足,需特别加强对踝关节的背屈牵张。若伴足翻时,也可用手法向反方向反复牵张。

当患儿在俯卧位呈明显 TLR 异常原始反射时,施术者用一手托其下颌,一手将肘部拉向前、外或后、上方;对两髋屈曲、内收、内旋者,施术者还需用一手按压、揉摩一侧臀部,一手托起该侧膝部,使髋关节外旋并达到充分伸展的程度,两侧交替进行。

(4)肌张力低下,可采用一些刺激性比较大的手法操作,若腰背肌无力,可采用捏背法,点按脊柱两旁穴位。用擦法来刺激它,使之产生相应的反应,还可用交替性拍打法来刺激,但力量大小以患儿的耐受力与体质而定。

由于肌张力低下,不能维持某种姿势,可采取本体感觉和触觉刺激技术。患儿仰卧,下肢屈曲 90°,施术者一手按患儿膝关节,另一手固定踝关节与台面接触,可促进本体感觉。同时可用比较有力的指法并伴有节律性进行交替性地拍打某些部位。可增强姿势性张力,维持一种姿势,还可起到刺激平衡反应。

(5)捏脊法。患儿俯卧,背脊放平。施术者用拇指桡侧缘顶住皮肤,示、中两指前按,三指同时用力提拿皮肤,双手交替捻动向前;或示指屈曲,用示指中节桡侧顶住皮肤,拇指前按,两指同时用力提拿皮肤,双手交替捻动向前。以督脉经为中心,自长强至大椎穴,旁及夹脊及膀胱经穴。可循环操作 5 遍。对体弱多病,营养不良,厌食的患儿可每日做 1 次,30 次为 1 个疗程。

# 第三节 针刺疗法

针刺疗法具有疏通经络、调理气血的作用。根据施术部位,针刺工具和操作手法的不同,现介绍头针疗法、体针疗法。

(一)头针疗法

脑瘫的病灶在脑,头皮距脑最近,而且头皮经络与脑的关系十分密切,上行于头皮的经络、经别、经筋、经脉都直接和间接地与脑部联系。因此刺激头皮相应区域对调整大脑功能有明显的效果。

选穴定位与主治:选取治疗线(区),见图 4-6 至图 4-8。

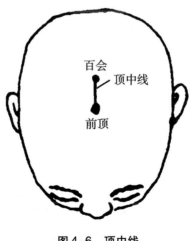

**图 4-6 顶中线**

1. 顶中线

顶中线从百会穴至前顶穴,属督脉经。

(百会穴——头部正中线,约相当两侧耳郭尖连线之中点;前顶穴——百会前1.5寸。)

主治:各种类型脑瘫。

2. 顶旁1线

承光穴沿经往后针1.5寸,属膀胱经。相当于足运动区。

(承光穴——前发际至百会连线中点旁开1.5寸。)

主治:对侧下肢瘫痪等。

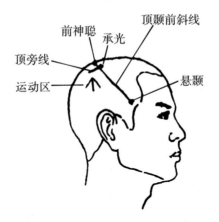

图4-7　顶旁1线、顶颞前斜线、运动区

3. 顶颞前斜线

前神聪穴至悬厘穴。贯穿督脉、膀胱经、胆经。相当于运动区。

(前神聪——百会前1寸;悬厘——鬓角上际,悬颅与曲鬓穴之中点。)

主治:上 1/5 治对侧下肢运动障碍;中 2/5 治对侧上肢运动障碍;下 2/5 治运动性失语、流涎、发音障碍。

4.枕上正中线

强间穴至脑户穴。属督脉经。

(强间——头部正中线,后发际直上 5 寸;脑户——强间直下1.5 寸。)

主治:腰脊软或强直。

5.枕下旁线

玉枕穴向下针 2 寸,属膀胱经。相当于平衡区。

(玉枕——脑户旁1.3 寸。枕外粗隆上缘外侧。)

主治:平衡障碍,不自主动作多。

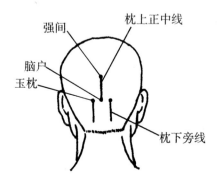

**图 4-8　枕上正中线、枕下旁线**

6. 其他

运动区——顶骨结节起向下引 3 cm 长的垂直线,同时引与该线夹角为 40°的前后两线各长 3 cm。

主治:对大运动功能尚可而精细动作较差的脑瘫患儿。

(二)体针疗法

用毫针刺激躯体及四肢的穴位,通过针感的传导以达到疏通经络、调整肢体功能的目的。

选穴定位与主治如下。

1. 腰背部

见图 4-9、图 4-10。

(1)督脉经穴大椎(第 7 颈椎棘突下)、身柱(第 3 胸椎棘突下)、神道(第 5 胸椎棘突下)、至阳(第 7 胸椎脊突下)、筋维(第 9 胸椎棘突下)、中枢(第 10 胸椎棘突下)、命门(第 2 腰椎棘突下)、腰阳关(第 4 腰椎棘突下)。

(2)夹脊穴第 1 胸椎至第 5 腰椎棘突旁开 0.5 寸,每侧 17 穴,左右共 34 穴。

(3)膀胱经穴肾俞(命门旁开 1.5 寸),关元俞(第 5 腰椎棘突下,督脉旁开 1.5 寸),秩边(骶管裂孔旁开 3 寸)。

主治:腰背痿软或强直,体弱多病。

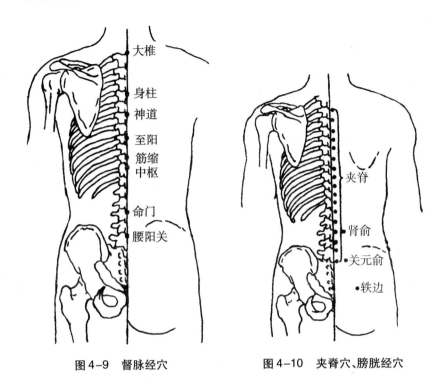

图 4-9 督脉经穴          图 4-10 夹脊穴、膀胱经穴

2. 上肢

见图 4-11 至图 4-15。

(1)心包经穴。内关(腕横纹上 2 寸,掌上肌腱与桡侧腕屈肌腱之间)、劳宫(掌心横纹中,屈指握拳时中指指尖所点处)。

(2)心经穴。神门(尺侧腕屈肌腱的桡侧缘,腕横纹上)、通里(神门上 1 寸)、灵道(通里上 0.5 寸)。

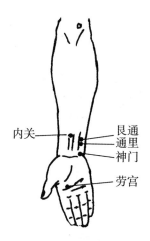

图4-11　心包经穴、心经穴

内关　　艮通　通里　神门　劳宫

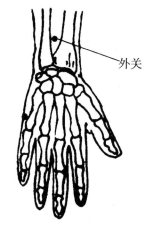

外关

后溪

图4-12　手部选穴

（3）小肠经穴。后溪（第5
掌指关节后缘，赤白肉际处）、
肩贞（肩关节后下方，上臂内收
时腋后纹头上1寸处）。

（4）三焦经穴。外关（腕背
横纹上2寸，桡尺二骨之间），肩
髃（肩峰外下方，上臂外展平举
时呈现的凹陷处）。

（5）大肠经穴。三间（第2
掌指关节后，赤白肉际处）、合
谷（手背1、2掌骨之间，约相当

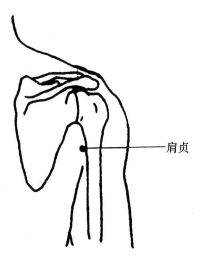

肩贞

图4-13　小肠经选穴

于第 2 掌骨桡侧中点处)、手三里(曲池直下 2 寸)、曲池(屈肘、肘横纹外端凹陷处)、臂臑(在曲池与肩髃的连线上,曲池上 7 寸)、肩髎(肩峰前下方,三角肌的上部、上臂外展平举时肩前呈现的凹处)。

主治:上肢上举、外展及前臂旋后障碍,手指屈曲痉挛或伸展不利。

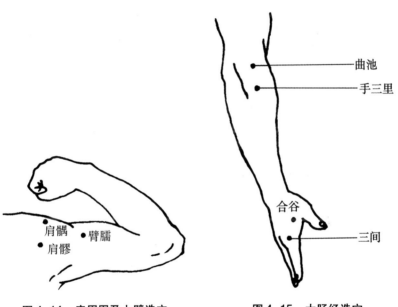

图 4-14　肩周围及上臂选穴　　　　图 4-15　大肠经选穴

## 3. 下肢

见图 4-16 至图 4-21。

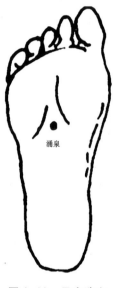

图 4-16　足底选穴

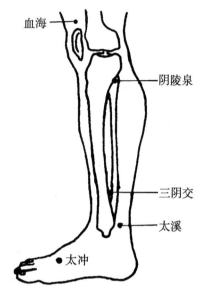

图 4-17　肝、脾、肾经选穴

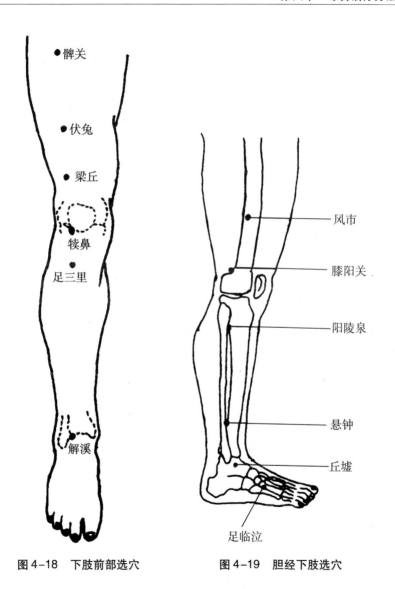

图 4-18　下肢前部选穴　　　　图 4-19　胆经下肢选穴

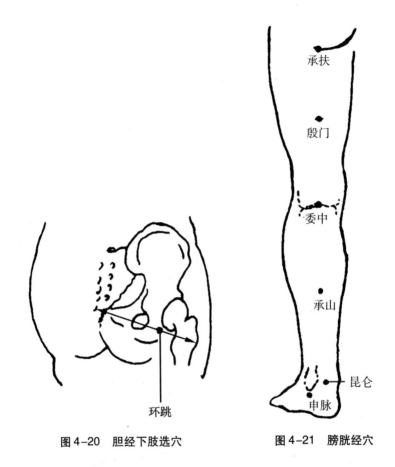

图4-20　胆经下肢选穴　　　　图4-21　膀胱经穴

（1）肾经穴。涌泉（足底约前1/3与后2/3交点，足趾跖屈时凹陷处）、太溪（内踝与跟腱之间凹陷中，与内踝高点平）。

（2）肝经穴。太冲（足背第1、2跖骨结合部前凹陷中）。

（3）脾经穴。三阴交（内踝高点上3寸，胫骨内后缘处），阴陵泉

（胫骨内侧髁下缘凹陷中）、血海（屈膝，在膑骨内上缘上 2 寸，当股四头肌内侧头的隆起处）。

（4）胃经穴。解溪（足背与小腿交界处的横纹中央，约与外踝高点相平）、足三里（犊鼻下 3 寸，胫骨前嵴外一横指）、犊鼻（髌骨下缘，髌韧带外侧凹陷中）、梁丘（髌骨外上缘上 2 寸凹陷中）、伏兔（梁丘上 4 寸，在髂前上棘与髌骨外上缘的连线上）、髀关（在髂前上棘与髌骨外上缘的连线上，平臀横纹，与承扶穴相对处）。

（5）胆经穴。足临泣（第 4、5 跖骨结合部前方凹陷中）、丘墟（外踝前下方凹陷中）、悬钟（外踝高点上 3 寸，腓骨后缘）、阳陵泉（腓骨小头前下方凹陷中）、膝阳关（阳陵泉上 3 寸，股骨外上髁的上方凹陷中）、风市（大腿外侧中线上，直立垂手中指尖处）、环跳（股骨大转子最高点与骶管裂孔 L 的连线上，外 1/3 与中 1/3 的交点处）。

（6）膀胱经穴。申脉（外踝正下方凹陷中）、昆仑（外踝与跟腱之间凹陷处）、承山（腓肠肌肌腹下，委中下 8 寸）、委中（腘窝横纹中央）、殷门（承扶与委中的连线中，承扶下 6 寸）、承扶（臀横纹中央）。

主治：下肢内侧痉挛或弛缓无力，膝屈或过伸，足尖着地等。

（三）针具与操作

1. 针具

头针选用 30～32 号长 40 mm 的毫针，体针选用 28～30 号长 25～50 mm 的毫针。

2. 操作

针体与头皮呈 15°~30° 角快速进针,刺入帽状腱膜下后将针与头皮平行推进一定深度,不加捻转,静留 1~2 小时。督脉与夹脊穴均横刺(针尖与皮肤表面呈 15°~30° 进针,到一定深度),静留针 15~30 分钟;四肢穴直刺 0.3~1.5 寸,可运针,根据病情分别采用补泻不同手法,留针 15~30 分钟即可出针。

注意事项:痉挛型不宜采用强刺激手法,徐动型不宜留针,可运针后出针。如果出现晕针、滞针、弯针、断针等,要沉着冷静,分别处理。晕针时立即起针,平卧,喝些热开水并软语安慰;滞针时要帮助消除紧张情绪,使其放松,慢取针;弯针时视其针柄扭转方向,顺着弯曲方向逐渐退出;万一断针,嘱患儿不要乱动,保持原来体位,残针尚在皮外即用手指或镊子取出,若已没入皮下,须手术取出。

以下采用广州中医药大学靳瑞教授的经验方法。主穴,取四神针(位于百会穴前后左右各旁开 1.5 寸共 4 针),脑三针(后发际正中直上 2.5 寸为第 1 针,左右旁开 1.5 寸各 1 针),颞三针(耳尖直上入发际 2 寸处为第 1 针,以第 1 针为中点,在同水平前后各旁开 1 寸处分别为第 2、3 针,左右两颞共 6 针)。配穴,智力低下者配智三针(神庭穴 1 针,左右本神穴各 1 针),语言不清、流涎者取舌三针(下颌骨内侧缘中点与喉结连线上,离开下颌 1.5 寸处为第 1 针,以第 1 针为中点,在同一水平向左右各旁开 1 寸处为 2、3 针),肢体瘫痪取手三针(曲池、外关、合谷)、足三针(足三里、三阴交、太冲)。操作用 30 号 1 寸不锈钢毫针,取头部穴平刺进针 0.8 寸左右,四肢各直刺

0.5~0.8 寸,得气后留针 40 分钟,每隔 5~8 分钟行针 1 次,平补平泻,亦可随证施用补泻手法,主穴每次均进针,配穴交替使用。

脑瘫患儿运动功能障碍时,针刺均衡地分布于大脑皮层顶叶、额叶、颞叶、枕叶及小脑在体表投射区的四神针、脑三针、颞三针、智三针,全面地激活与改善大脑的功能,再经过科学的训练,从而达到康复的目的,这是脑功能重组结果的外在表现。然而,神经的可塑性也有一定的时间性,最早达到的轴突形成的连接,可排斥随后到达的轴突,这可能是大年龄组要达到小年龄组相同疗效所花费的治疗时间较长的一个重要原因。

## 第四节　经络导平疗法

多功能导平治疗,包括导平针灸、导平推拿、导平输气。它是将超高电压超低频率的单向大功率脉冲电能直接作用于人体经穴,并通过选用几种平衡疗法,强制疏通、激导、平衡病理经络以治愈疑难病症的一种无针刺痛,疗效显著,安全可靠,无副作用的治疗方法。

### (一)导平针灸

导平针灸是利用湿棉垫代替针灸,使用 2.5 Hz(刺激强度为患儿可耐受量)慢频进行静态定点穴位治疗。其方法是按中医配穴中选择一二个(或一二对)主要治疗穴位,作为导平"主穴",或将患病部位、疼痛部位作为主穴,每一个主穴点上都置于一个清水湿棉垫,并用扎带缚紧,与导平仪输出脉冲的一个极端连接;导平配穴是选择

一、二、三甚至更多个中医针灸配穴中其他的治疗经穴,或者与导平主穴有关的同各经络上选择几个主要穴位点作为导平配穴。从而使导平治疗脉冲在人体内形成强电流回路,达到疏通激导平衡病理经络、治病的目的。一般实证用泻法,即将主穴接治疗脉冲负极,配穴接正极。虚症用补法,即主穴接正极,配穴接负极。一般都以病痛局部阿是为主穴接负极,配穴接正极。该法可主治针灸的所有适应证,且大大提高了针灸的疗效。

(1)偏瘫

$$\begin{cases} 上肢瘫:大椎(\pm)各20分钟肩髃(\pm)合谷(\pm) \\ 下肢瘫:双肾俞(\pm)各20分钟环跳(\pm)足三里(\pm) \end{cases}$$

(2)双下肢瘫:

$$\begin{cases} 双风池(\mp)各20分钟双殷门(\pm)双委中(\pm)双承山(\pm) \\ 大椎(\mp)20分钟双伏兔(\pm)双血海(\pm)双解溪(\pm) \end{cases}$$

(3)四肢瘫:

$$\begin{cases} 关元(-)—劳宫\xrightarrow{20分钟}百会—关元(+) \\ 双风池(-)大椎(-)\xrightarrow{20分钟}命门(+)\xrightarrow{20分钟}双殷门(-) \\ 双委中(-)双承山(-)接力 \end{cases}$$

(4)伴智力低下者:

$$\begin{cases} 关元(-)—劳宫\xrightarrow{20分钟}百会—关元(+) \\ 双风池(-)百会(-)\xrightarrow{20分钟}双合谷(+) \end{cases}$$

(5)语言障碍者:双语言二区(-)$\xrightarrow{20分钟}$双肾俞(+)

## (二)导平推拿

导平推拿是用推、拉、压、移等手法,使用快频进行动态接触方法,达到增长萎缩肌肉、消除挛缩、纠正畸形之目的。

常用于尖足、跟腱挛缩畸形。

$$跟腱(-) \xrightarrow{20分钟} 命门(+) \xrightarrow{20分钟} 血海(+)$$

## (三)导平输气

导平输气是模拟"气功"仿效"输血"的模式,将不会"气功"的健康人连接起来,利用导平仪的输气功能将健康人的强威之气,按照指定方向、途径,有规律地输送到受气者指定部位乃至全身,达到治疗疾病的目的。

$$关元(-)—劳宫 \xrightarrow{20分钟} 百会—关元(+)$$

输气者 受气者

关元穴居任脉经穴,有阴脉之海之称;百会属督脉经穴,为阳脉之海;劳宫为五输穴之一,五输穴是十二经络气出之所,故导之。

在治疗脑瘫的方法中属补法,常用于前囟未闭的早期脑瘫患儿、脑瘫伴脑积水者、脑瘫伴营养不良者、肌张力低下型者。

# 第五节 肉毒毒素注射治疗

脑瘫的治疗方法主要靠运动功能训练,这种训练经常是单独进行的,但如果患儿由于肌肉痉挛或挛缩变形,训练十分困难和治疗效果很不理想,甚至康复训练不能进行,采用肉毒杆菌毒素 A(BTA)进行肌内注射,可以缓解肌肉痉挛,使脑瘫患儿的畸形得到改善,为康复训练创造条件,因此加快了患儿生活自理的改善,是缓解脑瘫患儿痉挛的新方法。

由于临床治疗中,只限于超微剂量级,所以不会造成患者中毒。肉毒杆菌素 A 肌内注射后,与突触前膜有很强的亲和作用,毒素很少有机会进入血液或通过血脑屏障,故不产生全身性临床副作用。其作用部位是神经肌肉接头的突触结构,当该药亲和突触前膜后、抑制乙酰胆碱(ACh)的释放,肌肉发生神经支配现象,因而肌张力减低,肌痉挛缓解。这种肌肉松弛时间维持 3 ~ 6 个月后,运动神经末梢旁生新芽,并形成新的运动终极,保持支配肌肉的原有特性,因此会再出现肌痉挛症状。

## (一)肉毒杆菌毒素 A(BTA)适应证

适用于由于显著的局部痉挛而导致的下列功能障碍患者,一般不用于全身痉挛者。

1. 由于肌肉痉挛而严重限制拮抗肌的活动,从而导致关节活动显著障碍,并影响肢体功能,包括手功能、步行功能和日常生活活动能力。如痉挛型脑性瘫痪的功能性畸形、不随意运动型脑性瘫痪伴有肌痉挛和功能障碍者,如椎旁肌张力不平衡导致脊柱侧弯或因疼痛限制体位的变化难于护理者等。

2. 由于严重痉挛而导致日常护理极度困难时。

3. 肌痉挛、面肌痉挛、痉挛性斜视、局灶性肌张力异常（书写痉挛、职业性痉挛）；颈肌痉挛；辅助完成颈椎固定术等。

4. 六岁以前预防骨的畸形，延迟手术时间，减轻术后疼痛。

5. 短期矫形器功能的获得，如与髋关节外展支架合用、动力性矫形器对马蹄足的使用等。

6. 运动性肌张力很难通过体格检查和其他客观测量来评估。

（二）肉毒杆菌毒素 A 禁忌证

1. 肌张力低下的脑性瘫痪。

2. 神经肌肉接头传递障碍性疾病，如重症肌无力。

3. 脑瘫患儿的固定性畸形（为手术矫形的适应证）。

4. 过敏体质及对该药品过敏者。

5. 注射局部有感染或皮肤破损者。

6. 患儿正处于发热期或正使用氨基糖苷类抗生素（庆大霉素、卡那霉素、新霉素、链霉素等）。因为这类药物可加强肉毒杆菌毒素副作用，所以慎用或缓用肉毒杆菌毒素 A 注射。

根据靶肌的大小及位置的深浅，选 1 mL 注射器，配以适当长度的针头，消毒后直接向靶肌注射。根据每块肌肉的大小及痉挛程度，注射 2～4 个位点，注射量主要在神经肌肉接头处的肌腹部位，剂量为 4～6 单位/kg 体重，也有学者用 8～10 单位/kg 体重。

靶肌的选择最重要。上肢常选的靶肌有拇收肌、指深屈肌、指浅屈肌、肱二头肌、肱三头肌和旋前圆肌等。针对交叉腿、剪刀步、马蹄足畸形可分别选择大腿内侧的内收肌群和小腿三头肌、腘肌等。

关于肉毒杆菌毒素 A 的疗效，梁惠英综合 18 篇论文中共 265 例脑瘫患儿，有效率为 94.5%。其中有的患儿收到意想不到的效果。有一患儿原为不稳定性的足尖行走，注射肉毒杆菌毒素 A 后，很快变成足底着地正常步行。

作者治疗脑瘫患儿 46 例，年龄为 20 个月~5 岁。肌内注射肉毒杆菌毒素 A 部位为小腿三头肌、内收肌、拇收肌、肱二头肌，有效率为 94.4%。结果显示：治疗效果很好，无副作用，改善了伸展反应，70%~80% 的病例行走得到改善。

药物注射后要鼓励患者进行肌肉收缩运动，而不需要制动。也可采用电刺激，以促进药物的吸收和内化使之能更好地发挥作用。常规康复训练对改善肌肉痉挛治疗效果的重要措施，包括肌力训练、牵伸训练、步态训练和其他神经肌肉功能训练。也可应用牵伸性夹板或矫形器，可以增强治疗作用。

临床疗效出现时间，多认为是 1~7 d。首先是痉挛肌张力减低，畸形有所改善，功能显著提高等。

关于临床效果的持续时间，多数疗效出现时间在 1 周之内。疗效的持续时间不少于半年。也有个别病例长期随访不复发者。肉毒杆菌毒素 A 注射后不论疗效持续的时间长短，都是康复训练的好时机，也是预防继发障碍、畸形固定措施。

# 第六节 水 疗

利用水的物理特性对脑瘫患儿进行训练促进康复的方法称为水疗法。一般康复中心,都建有设备先进的室内游泳馆,对脑瘫患儿每周定期进行水中训练。

水疗室的温度要求 20 ~ 25 ℃,水温最好在 30 ℃左右。

因为水的压力可以促进血液循环,增强心血管功能。由于水对胸部、腹部皮肤压力,使膈肌上升,利于腹式呼吸的出现,使呼吸运动加快加深,促进气体交换,改善呼吸功能。由于呼吸机能改善,对神经系统的发育、对疾病的恢复都有重要作用。

利用水的物理特性,如浮力、涡流、水波的冲击,水温的刺激,可使患儿骨骼肌松弛,缓解全身痉挛,改善肌张力,改善关节的活动,从而使患儿在水中能较容易地完成各种正常姿势与动作。同时,学游泳可以帮助患儿树立信心、改善情绪,有利于小儿个性的发展。此外,也提供了极有趣的娱乐活动,因小儿喜欢玩水,在水中训练,患儿容易接受并能坚持下去,长时间定期水疗,可提高机体抵抗力,对预防感冒也有良好的作用。

在水中训练时,指导者与患儿一对一进行,并可与家长一起组织起来进行集体训练,通过编排各种场面,通过有趣的游戏进行水疗,不仅可提高患儿的兴趣,还易在水疗中完成训练。

水疗一般 1 小时左右,较大儿童可稍长些,水疗前要说服患儿,实地观察,消除恐惧心理后再入水,入水后要注意安全,时刻观察患儿的全身变化。水疗可分为冷热敷、局部或全身温水浴、淋浴或游泳。

冷热敷:简单易行,适于家庭应用,用于局部痉挛或局部撞伤。用热水袋内装 500 mL 热水或小冰块,外包一层厚毛巾敷于局部。一般每次 3~5 分钟。

局部或全身温水浴:适于家庭应用。如果是双下肢或双上肢瘫,可用局部浴;如果全身受累,则应选全身浴。一般水温 25~45 ℃,冬天可稍高,并通过不断地向澡盆里加热水以保持水温。全身浴时水温可稍低。温水可减轻痉挛。在稍大澡盆里可帮小儿被动活动各关节,维持关节的活动度,并以此刺激肌肉的活动。

淋浴:利用喷头喷出的水线的刺激作用,促进肌肉活动。长时间喷某一处也有松弛镇静作用。水温可自行调节,一般在 42~45 ℃,持续 20~30 分钟。

游泳:游泳是小儿很喜欢的活动,由于水具有向上浮的作用,在水中的活动变得轻松容易,为脑瘫患儿所偏爱,由于体位的不同,水的浮力可起辅助、支持或阻抗作用。一般来说,向水面活动,浮力起辅助作用,如站在水中、上肢从一侧体侧上抬,浮动方向与浮力相垂直时,浮力则起支持作用,如仰躺于水面时,上肢向头方向划动,当划动方向与浮力相反时,浮力则起阻抗作用。

游泳池是进行步行训练的好场所。由于浮力作用,在水中,一个人只承受为体重 1/10 的重量,因此在水中步行似有失重感,极其轻松自在。在陆地上不能行走的小儿,到了水中,会不自主地迈步。家长不妨试着让患儿练习在水中走路,但水的深度不要超过患儿的上胸部,因为水太深会影响呼吸,大人站在小儿对面拉着他的手,训练其平衡功能。由深水处步行转为浅水处步行,再到陆地上步行,并减少家长的辅助力量,从而逐渐增加步行的难度。

学游泳既是训练又是娱乐活动。开始时,首先教会患儿仰泳或仰浮,以及教患儿从任何位变为仰浮位,因为这是水中最安全、最省力的位置,对不会游泳或年龄尚小的脑瘫患儿,家长可用救生圈,让他们在水中自由活动,体验水中活动的乐趣。

全身温水浴前 1 h 不应吃东西,浴后注意保暖,可用浴巾裹住患儿,让其休息 15～20 min 后,着好装方能外出,避免着凉感冒。水浴时还应注意防止小儿溺水。

# 第七节　矫形器

矫形器是作用于人体四肢和躯干等部位,通过生物力学原理的作用以预防、矫正器械,治疗和补偿其功能的器械。矫形器与物理治疗、作业治疗、语言治疗共同组成康复医学的四大支柱。

## 一、基本功能

矫形器的作用主要表现为预防、矫正畸形;增加关节稳定性;辅助与促进治疗;抑制肌肉痉挛和不随意运动,促进正常运动发育;支持体重;代偿丧失的功能,改善整体活动能力。

## 二、矫形器临床工作程序

处方前检查→处方→矫形器装配前治疗→矫形器制造、装配→
初期检查(初检)→矫形器使用训练→终期检查→随访。

## 三、矫形器在小儿脑瘫治疗中的应用

儿童正处于生长发育阶段,与成人的普通型矫形器制作有所不
同,制作小儿脑瘫的矫形器应充分考虑这一特点,这一定位,确定了
小儿脑瘫应用矫形器的重点在于矫正、治疗,从矫正中得到治疗,在
治疗中得到矫正。

脑瘫患儿的畸形大多源于肌力不平衡,肌张力过高或过低,骨发
育异常等,以功能畸形改变为主,器质性改变比例较小。矫形器在治
疗小儿脑瘫中首先要充分考虑关节活动范围,允许四肢有尽量大的
活动范围,应尽可能地减少对正常关节功能的妨碍作用。

按照矫形器的装配部位,小儿脑瘫常用的矫形器有以下几类。

1. 下肢矫形器

(1)足交形器(FO):是各种矫形鞋、足托的总称。脑瘫患儿足部
轻度内外翻但能独立行走或预防足部畸形可以用足托矫治。

①足托:其功能是托起足的纵弓,矫正足前部的外展畸形、足跟
部的外翻畸形,控制整个足部在自然位置,控制小腿的内旋倾向,主

要适应证是可复性平足,轻度的旋前、旋后畸形,跟骨的内翻、外翻畸形。

足托的上缘不超过鞋帮,舟骨部位隆起明显者应加用载距突垫,足跟部的内侧应有垫偏,UCBL 的前缘应在趾跖关节之后(为 1 ~ 2 cm),步行中不妨碍足的向前滚动。

②软性鞋垫:用橡胶海绵、塑料海绵毛毡、皮革制作,这种鞋垫柔软,富有弹性,对来自地面的反作用力有很好的缓冲作用。按患儿具体病情需要修整出治疗内、外翻或扁平足等的足印,加热塑造定形,软性鞋垫的底部要平稳、适合穿入鞋中。

③矫形鞋类:脑瘫患儿应用矫形鞋目的是为矫正患儿足部轻度畸形或预防变形,分散足部压力而应用的,俗称畸形鞋、病理鞋。而设计的关键是要符合治疗的需要,要符合足部的生理指标。矫形鞋的底要软、富有弹性,而又不易变形为好,矫形鞋的内部要根据患儿病情垫内翻垫、外翻垫、距骨垫、楔弓垫等。

(2)踝足矫形器(AFO):是指下肢矫形器中从小腿到足底结构,对踝关节运动进行控制的矫形器,也称为短下肢矫形器。控制踝关节运动是利用三点力的原理,大量临床实践证明,相当一部分脑瘫患儿都需要穿戴踝足矫形器,预防、矫治可能出现的畸形和已经出现的畸形,配合运动疗法、作业疗法,取得更好的疗效。

(3)膝踝足矫形器(KAFO):在下肢矫形器中,具有大腿部到足底部够早的可控制膝关节和踝关节运动的矫形器称为 KAFO,也称为长下肢矫形器。分金属条 KAFO 和塑料金属条混合 KAFO。目前后一种发展迅速,使用的比较广泛。

2. 上肢矫形器

制作应用上肢矫形器首先考虑的是上肢的功能位。上肢的功能位是指各关节正常的可活动范围受制约时,最容易发挥肢体功能的肢位,与手指的把持方式有关,通常取拇指对掌位,掌指关节(MP)、近位指间关节(PIP)、远位指间关节(DIP)各关节屈曲20°,腕关节背伸30°(尺侧偏屈为0°),前臂旋前90°,肩关节外展50°、屈曲20°、内旋15°的肢位。

3. 软性颈托与软性围腰

脑瘫患儿大多数适用于软性的颈托与软性的围腰,硬性的应用则较少。软性颈托也叫软性海绵围领,多用聚氨酯泡沫塑料制成,有限制运动和头部负荷作用。

软性围腰是脊柱矫形器应用最多的一种。脑瘫患儿应用主要是利用内加金属片或竹片增强的弹力织物束裹住躯干,给骨和软组织施加一定的压力,提高腹腔内压,借以减轻脊柱及周围肌肉的体重负担达到挺起胸腹的作用。

## 四、矫形器使用的注意事项

在矫形器的使用过程中,应认真向患儿家长讲明矫形器的使用方法和穿用时间(白天用、夜间用、昼夜用等),指导患儿家长在患儿穿用矫形器期间产生综合征(皮肤发红、疼痛,产生褥疮等)时的临时处置方法和出现故障时的对策。由于脑瘫患儿的生长发育以及康复的治疗效果不同,过 3~6 个月要对矫形器进行更换或调整。

# 第八节　手术疗法

手术作为综合疗法之一,某些患者,虽经过较长时的康复治疗,但肢体仍然发生挛缩或畸形,尤其对于年长儿再用训练等物理疗法将很难发挥效果,因此矫形手术就成为矫正畸形、恢复运动功能、提高日常生活自理能力不可缺少的重要手段。脑瘫的手术多以能独立步行为前提,或者为达到某种目的,如护理、美观等而施行手术矫治。

## 一、手术的原则

矫形外科手术多适用于痉挛型脑瘫患者,选择手术的原则如下:①减轻痉挛,矫正脑瘫引起的变形;②恢复运动机能,上肢手术少而下肢手术多,约占矫形手术的50%以上;③对下肢多部位变形手术矫治时,应从近躯干部位开始手术。如先从髋关节,再到膝关节、踝关节,当变形只限于踝关节而其他部位的运动功能较好时,手术效果好;④因痉挛型脑瘫下肢交叉不能站立步行,经过训练不易纠正者,或双腿过度交叉,影响大、小便排泄,护理困难者;⑤两侧下肢长短差别过大时,须手术治疗,否则可引起骨盆倾斜,脊柱变形;⑥上肢手术目的为恢复手的功能,或因严重变形而影响美观。

## 二、手术年龄

一般认为脑瘫患儿 4～5 岁前无须进行手术治疗,这个时期应采用训练疗法,多数患儿可获得较好的效果而免于手术,若经过系统的训练治疗而无效或延误治疗而发生变形挛缩时,则可在 4～5 岁以后手术治疗。过早手术,随着年龄增长发育,肢体畸形可能复发,需再次或多次手术。上肢手术年龄在 7 岁以上。肌腱移植术要慎重,最好在生长停止后进行。但对手足徐动型脑瘫患者,为抑制不随意运动,防止足外翻而做肌腱固定术,应早期手术治疗,否则难以达到理想效果。

## 三、智力状况

要求智力较好,体现在患儿懂人意,会讲话,对周围事物有反应,能主动控制大小便。几乎所有学者都强调,智力的好坏与术后疗效成正比。手术仅为疾病的康复提供了条件,术后需要许多持久的功能训练。智力过于低下,术后无法配合康复锻炼,有人提出智商 70以上具有手术适应证。

## 四、手术种类

常用脑瘫矫形手术主要有如下三类。

(1)神经手术。主要行运动神经分支切断术,常用的有闭孔神经前支切断术,比目鱼肌神经分支切断术。

（2）肌肉肌腱手术。有肌肉和（或）肌腱切断术、肌腱移位术、肌腱延长术，例如内收肌腱切断术、腘绳肌移位术、跟腱延长术。

（3）截骨术和关节融合术。如股骨旋转畸形的截骨矫正术、大龄儿童足三关节融合术。

手术要求适度减少肌张力，建立新的肌平衡，不可矫枉过正，以致造成新的畸形。例如，纠正屈膝畸形单纯采用部分腘绳肌切断术会造成膝反张畸形，这是不恰当的。

目前国内外不少的医院采用选择性脊神经后根切断术治疗小儿脑瘫。选择性脊神经后根切断术（selective posterior rhizotomy，SPR）解除肢体痉挛的机理是根据生理学的实验引证的：脊髓的下行传导束对运动神经元有抑制作用，而进入脊髓的后根纤维有兴奋作用。20世纪70年代后期，Fasano首先报道采用SPR手术治疗痉挛性脑瘫，收到明显疗效。目前所采用的SPR技术多按他的方法并做了一些改进。徐林等将手术平面下降至腰骶段，对$L_2 \sim S_1$脊神经后根进行有选择的切断，消除节段间由腰骶神经后根与相邻脊髓前角运动神经元联系，从而减弱下肢肌痉挛，改善患儿肢体的运动功能。选择性性的含义之一是指选择脊神经分支阈值低的切断。术中切开硬脊膜后，在显微镜或手术放大镜下，仔细分离脊神经前根与后根，将每一后根神经分出4～10束小分支，分别用电刺激仪测出其阈值，通常用刺激电极钩住每一小束，观察电刺激后肢体痉挛出现时的阈值，低阈值的视为异常，将其中的1/2～3/4低阈值的后根小分束切断。一般将切断的后根神经分支限制在50%以内，避免过多切断术后产生肌张力低下。

术后至少要卧床 3 周,然后在护理支持下进行康复训练,康复训练是手术成功的关键,如果术后不进行训练治疗,术后护理不系统,也可使手术失败。

有报道称,SPR 解除痉挛的有效率为 95% 以上,术后较术前肌张力降低 3.2 级(ASHBRTH 5 级法),功能改善率为 80%,远期疗效有待进一步随访。

SPR 手术的适应证是智力正常或接近正常,单纯性痉挛性脑瘫患儿。肌张力虽高,但固定挛缩较轻,肢体有一定的主动运动功能者,也适合手术。智力低下,肌张力弱,主动运动功能较差者,手足徐动、共济失调等脑瘫类型,或脊柱有严重畸形患儿,视为手术禁忌证。

# 第九节　生物反馈疗法

生物反馈疗法是将人们平时意识不到的肌电、皮温、心率、血压等体内功能变化,借助电子仪器,转变为可以意识的视听信号,并通过指导和自我训练让患者根据这些信号,学会控制自身不随意的功能,用于防病治病或康复训练的方法,它是一项涉及物理医学、控制论、心理学、生理学等多学科综合应用的新技术。

## 一、生物反馈疗法的分类

从生物反馈疗法原理讲,各种生物信息都可以用于生物反馈疗法。常用的有以下几种。

(一)肌电生物反馈

肌电生物反馈(EMGBF)用的反馈信息是肌电信号。其原理是将所采得的肌电信号,经过放大、滤波、双向整流、积分。用积分电压驱动声、光、电、数码等显示器件。由于积分电压与肌紧张成正比关系,借此能直接观察到肌紧张或松弛水平。因为骨骼肌是受随意神经系统控制的,所以肌电自身调节比较容易学会,治疗方法也比较易被患者接受,而且疗效可靠,是目前临床应用范围最广,最成功的一种反馈疗法。

就治疗目的而言,肌电生物反馈可分为两种。

1.肌肉松弛性反馈训练

治疗时依病情选择相应的肌肉,放置电极,检测肌电信号,让患者全神贯注地根据 EMG 转变而来的视、听信号,用意识控制放松肌肉,使之达到治疗目的。

2.肌肉兴奋性反馈训练

将电极放置于被训练肌肉的体表,让患者根据 EMG 转变来的视、听信号,努力提高肌电水平,达到增强肌力,恢复运动功能的目的。

(二)脑电生物反馈

脑电图有 α、β、δ 和 θ 四种基本波形。α 波是正常人处于安静状态下的主要脑电波。情绪紧张、焦虑,α 波消失,而 β 波增多。θ 波在人欲睡时增大,在焦虑、失望时也有发生。目前脑电生物反馈(EEGBF)常用 α 波和 θ 波作为反馈信息,治疗时用声和光等反馈信息,诱发 α 波,让患者认识信号特征,并努力增加 α 波的成分。θ 波脑电生物反馈,是把增加 θ 波的分量作为训练目标。这种方法常用于精神抑郁、神经衰弱、失眠、癫痫等症状。

### (三) 其他生物反馈

除了上述,还有手指温度生物反馈、血压生物反馈、心率生物反馈、血管容积、呼吸终潮、二氧化碳、胃肠 pH 值和直肠压力等多种生物反馈。

## 二、生物反馈疗法的治疗作用

1. 促进瘫痪肌肌力恢复

EMG-stim 疗法对瘫痪肌群肌电信号的改善有租促进作用。对于瘫痪肢体本身尚无可测的自主性肌电信号、不能主动配合治疗的认知障碍患者,效果不理想。

2. 缓解肌痉挛

脑卒中患者除了有随意运动的减弱或丧失外,还可出现腱反射亢进、肌张力升高等牵张反射亢进表现。

3. 促进分离运动

偏瘫患者常出现腕背伸困难,这是影响手动能恢复的首要障碍。通常在训练手抓握功能之前应先训练患腕的背伸功能。

4. 治疗肩部并发症

肩关节半脱位、肩痛、肩手综合征是偏瘫患者常见的并发症。

## 三、生物反馈疗法的疗效和特点

1. 生物反馈疗法的疗效

生物反馈疗法是否有确切的疗效,其疗效是否持久? 这是人们普遍关心的问题。生物反馈疗法问世仅有数十年历史,与其他治疗方法相比,无论是理论基础,还是临床应用研究,均还不都十分成熟。但就临床应用情况来看,生物反馈疗法不仅对社会心理应激疾病具有一定疗效,而且对智力残疾、躯体性功能障碍、许多慢性病的康复治疗,也是一般疗法不能取代的。

2. 生物反馈疗法的特点

其特点是无创伤、无痛苦、无药物不良反应,以及医患共同参与——充分调动患者的主观能动性,激励患者与疾病做斗争。

3. 生物反馈疗法技术与疗效的关系

生物反馈疗法作为一种治疗技术,其疗效与技术熟练程度有密切关系。只有患者在医生指导下,熟练地掌握了训练技能,坚持不懈地进行训练,才能达到良好放松效果,并对内脏活动具有自我调节和控制能力,生物反馈疗效就必然显著而持久。这就决定了生物反馈治疗必须是有选择地进行,不但要选择正确的适应证,而且还要选择能够配合治疗、具有一定文化素质和自我控制能力的患者。

# 第五章　脑瘫患儿的家庭日常护理

脑瘫患儿的康复是一项长期艰苦的工作,对患儿的父母来说,做好日常生活的护理是至关重要的。脑瘫患儿的康复靠的是三分治疗七分护理,在抱患儿和患儿进食、穿衣、睡眠、如厕、营养、教育等方面,家长该如何进行正确、良好的护理,对脑瘫患儿的全面康复有着不可替代的重要作用。

## 第一节　脑瘫患儿的抱法

对于不能独坐、站、走的脑瘫患儿,家长会经常将其抱在怀里。如果抱的姿势不正确,异常姿势得以强化,阻碍正确姿势的形成,会影响患儿的康复效果。以下介绍几种抱脑性瘫痪患儿的正确方法(图5-1至图5-4)和注意事项。家长每次抱患儿的时间不宜过长,以便使患儿有更多时间进行运动。抱患儿时要抑制其异常姿势,使患儿的头、躯干尽量处于或接近正常的位置,双侧手臂不受压。

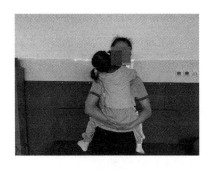
图5-1　痉挛型脑性瘫痪儿抱法

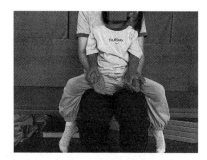
图5-2　手足徐动型脑性瘫痪患儿抱法

　　怀抱患儿时,应避免其面部靠近家长胸前,防止患儿丧失观察周围环境的机会,头控差而双手能抓握的患儿,可令他用双手抓住家长的衣服,搭在家长的肩、颈部。

　　怀抱痉挛性下肢瘫患儿时,家长可一手托住患儿臀部,一手扶住他的肩、背部,将患儿竖直抱在怀里,将其两腿分开,分别搁置在家长两侧髋部或一侧髋部的后侧,从而达到牵张下肢痉挛的内收肌的目的(图5-1)。

　　怀抱软瘫患儿时,同样要使他头、躯干竖直,家长用双手托住患儿臀部,使其背部依靠在家长胸前,以防日后发生脊柱后突或侧弯畸形,也有利于训练患儿的正确躯干立直姿势(图5-2)。患儿仅头和躯干的侧面得到依靠的抱姿,由于患儿身体获得的支持面积小,有助于自己逐渐学会维持躯干平衡的能力(图5-4)。将患儿抱起和放回床上的方法是否恰当,对是否强化或抑制异常姿势反射影响很大。例如,抱起伸肌张力增高的患儿时,先将他的头和身体侧转,面部朝向家长,然后将他抱起,以防患儿在被抱起过程中,伸肌张力进一步增高。同样原因,将患儿放回到床上时,也应采取先将小儿转换成侧方悬空位,然后再放下。

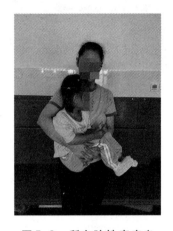

图5-3　所有脑性瘫痪患儿均可用的抱法

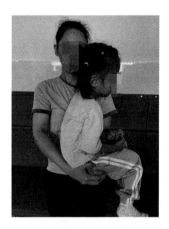

图5-4　弛缓型脑性瘫痪患儿抱法

## 第二节　脑瘫患儿的睡眠姿势

正常儿童可以随心所欲地躺在床上,而脑性瘫痪儿童由于紧张性颈反射的影响,头很难摆在正中位,常常是倾向一面,并且头紧紧地贴在枕头上,长久地保持这种异常姿势将会发生脊柱关节的变形,继而影响患儿的正常发育。

痉挛型脑性瘫痪患儿睡眠一般不宜长期采用仰卧姿势。由于仰卧位姿势会导致患儿运动不对称,加重肌肉痉挛,所以痉挛型脑性瘫痪患儿以侧卧位姿势较好(图5-5)。这种姿势不仅令痉挛肌肉的张力得到改善,也有利于动作的对称。采用侧卧位姿势的患儿可以比较容易地将双手放在身体前面,且可在患儿的前方放置一些带响声或色彩鲜艳的玩具,这样患儿可以看到并用手玩这些玩具,使患儿经常受到声音和颜色的刺激。手足徐动型的患儿睡眠时紧张感消失,在床上活动多,通常盖被子困难,所以可以穿长袖睡衣或在毛毯上系带子固定在床上。对于有些患儿在仰卧位时容易出现耸肩、屈肘,髋关节和膝关节屈曲,如长期保持这种体位,会有导致这种姿势硬性固定的危险。所以对屈曲性痉挛重的患儿,让其俯卧位睡,在其胸前部放一个低枕头,使其双臂向前伸出,当患儿头能向前抬起或能转动时,可以撤去枕头,取俯卧位姿势睡(图5-6)。

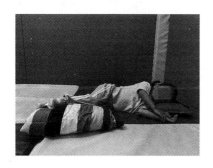 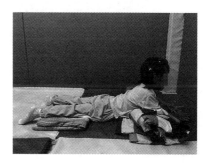

图5-5　痉挛型脑性瘫痪患儿的侧卧位睡姿　　图5-6　屈曲性痉挛患儿的俯卧位睡姿

对于身体和四肢以伸展为主的脑性瘫痪的婴幼儿,除了上述侧卧位姿势外,也可采用仰卧位,但必须将患儿放置在特殊的悬吊床内,悬吊床中间的凹陷形状能够使他们的躯干及四肢的过度伸展情况得到改善。同时它还限制了患儿的头部向侧后方向旋转,保持头部在中线位置。为避免患儿的视野狭窄,可在床上方悬挂一些玩具,来引逗患儿,使患儿的头部保持在正中位置,双手放到胸前来,有利于上肢及手部的功能恢复(图5-7)。

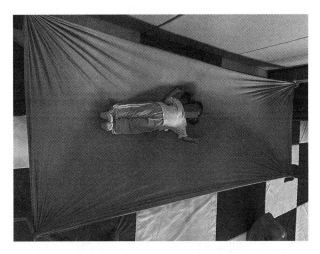

图5-7 伸展型患儿悬吊床的使用

# 第三节 脑瘫患儿的进食方法及护理

给正常的婴儿喂食几乎是每一个做妈妈的必修课,但妈妈们也许很少会过问,正确的喂食对患儿的正确生理发育有什么关系,其实,正确的喂食方法是患儿以后语言发育的重要基础。

对于脑性瘫痪患儿的母亲来说,给患儿喂食会遇到种种麻烦,特别是那些颜面肌肉痉挛,口腔闭合困难,咀嚼、吞咽运动不能很好完成的患儿,喂食时更是困难重重。那么给这样的患儿喂食要注意些什么呢？首先要注意的是,给脑性瘫痪婴幼儿喂食的姿势,图5-8所示的是一个错误的喂食姿势,在这种姿势下患儿的头部后仰,全身肌肉张力升高、痉挛,姿势不对称。这样,吞咽动作肯定不能很好地完成。图5-9所示的是一个正确的喂食姿势。患儿在母亲的怀里处于半卧位,患儿的头部搁在母亲的胳膊肘上,肩背部有母亲的前臂承托,患儿的双手被放在身体的前面,整个身体姿势显得相对对称,这样患儿全身的肌张力可相对正常些,喂食也就比较容易进行。

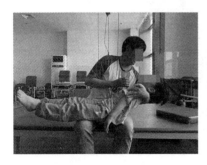 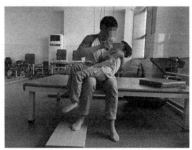

图5-8　错误的喂食姿势　　　图5-9　正确的喂食姿势

如果患儿已具有一定的头部控制能力和躯干直立能力,母亲可以让患儿坐在自己的一条大腿上,患儿的膝关节屈曲并搁在母亲的另一条大腿上。为了使患儿的膝关节也保持充分的屈曲,母亲的一只脚下可垫置1~2块木板(图5-9)。母亲的一只手可以根据需要扶助患儿肩部或髋部。这样的姿势既有利于喂食,又有利于正确姿势的养成。

对于一些口腔闭合困难的脑性瘫痪患儿,当母亲用调羹将食物放入其嘴内后,可用食指与中指夹住患儿的下巴并稍用力缓缓上抬,使患儿的嘴闭合;也可以用拇指和中指托住下巴稍用力缓缓上抬,使患儿的嘴闭合(图5-10)。如果患儿仍将食物含在嘴里不吞咽,家长可用两个手指刺激患儿舌根,促使他产生吞咽动作。

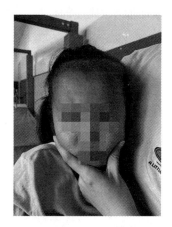

**图5-10　口腔闭合困难的脑性瘫痪患儿的喂食**

这里要重点说明一下的是,有一些脑性瘫痪患儿有强烈的咬牙反射,当调羹一放进他的嘴里时,他会反射性立即用牙将调羹牢牢咬住。在这种情况下,家长千万不要采用暴力将调羹抽出,因为这样会损伤患儿的牙齿,也会刺激患儿咬得更紧。正确操作手法是:耐心等待患儿松口,然后迅速取出。当然,对有咬牙反射的患儿,家长应该避免使用坚硬的金属调羹,而选用塑料调羹给患儿喂食,以保护患儿的牙齿。

# 第四节　脑瘫患儿的穿脱衣服及护理

穿脱衣服是每一位家长每天的必修课,可是许多家长却没有注意到,不恰当的方法将加重脑性瘫痪的病情。了解下面的知识,将有助于脑瘫患儿的日常护理及其康复工作。

1. 正常儿童的发育程序

出生后 12 个月,正常婴儿开始有穿脱衣服的协同动作。如脱鞋伸脚、伸手穿袖子。

出生后 18 个月,可保持独坐的正常姿势,故可用手脱鞋、脱袜或脱帽子,他可能会摔掉它们,但那是无心的举动。

18 个月到 2 岁,可以做出各种协同动作,2 岁时可以自己脱衣服。先记住脱的方法,手的动作逐渐灵活而能穿上。到四五岁时,除扣纽扣、系鞋带外,可以穿脱衣服。

2. 脑性瘫痪患儿的穿脱衣服

痉挛型瘫痪的患儿,出生后 8～9 个月或再小一点时,在穿脱衣服过程中家长都会感到患儿有种抵抗,例如换尿布时分腿难,伸套袖子时胳膊伸直困难。但手足徐动型脑性瘫痪患儿并不这样,往往是在坐起时,头不能抬,身体控制不好,或硬直而不好穿脱衣服时才感到困难,如注意观察,可发现其在仰卧时头和肩紧贴床,髋关节强直,下肢呈交叉位倾向。这时要注意培养患儿穿脱衣服的兴趣,如将玩耍贯穿到穿脱衣服的过程中,斥责是没有任何意义的。重症患儿困难更多,只有用仰卧位穿脱衣服的方法。可将硬枕头置于头下,托其肩膀从床上抬起,如此,两臂易向前方伸出,髋关节亦易屈曲了。

### 3. 侧卧位穿脱衣服的好处

穿衣服时或之前使患儿从一侧翻向另一侧,因为患儿不能长时间保持在一定的体位,要经常翻动,这样的话就可以使身体和四肢不致变为僵硬而不易于穿脱。当他处于侧卧位时向后弯曲倾向缓解,头和两肩亦前伸,故容易套头和不绕缠肩膀,背部系带也方便。当肩稍向前伸,将手臂向前拉使之伸直,阻力少一些,抵抗少了,两臂易穿到袖子去。多数脑性瘫痪患儿在侧卧位时,髋、膝、踝都容易屈曲,不用太费劲就可以穿裤子、穿短袜、鞋子等。

侧卧位时,由于四肢僵硬减少,可增加头、眼和手的控制,患儿能看周围事物,他会开始配合,矫正自己的动作,共同穿衣服。

### 4. 患儿坐在膝上穿脱衣服的好处

穿脱衣服最重要的是使患儿坐在一个平坦安全的地方,易滑的地方或在高垫的箱子上穿脱衣服都不正确。患儿一旦倾斜,或体重放在一侧臀部,则可能失去平衡而导致穿脱衣服障碍。

多数患儿在坐着穿衣服时,往往是伸不上袖子而滑落,这是由于身体和肩部在后方,髋关节伸开时,手臂前拿非常困难所致。对支持不住的患儿,脊柱对着母亲身体充分向前倾是比较简单的方法,把患儿抱在膝上坐着穿更为合适。坐在地上或桌上,从背后来控制,可以帮助患儿实现臀部弯曲,身体充分前倾。这样抬他的头,拉他的手,或弯他的脚,都不会立刻失去平衡而倒下。患儿看到母亲在做什么,穿衣服时会来协助。

5. 帮助患儿克服困难的方法

一般穿衣服先伸障碍较重一侧的手,伸直手臂,然后拉过袖子,发现有抵抗时,不要硬将手臂拉过,因为一拉手臂会立刻引起屈肘。

注意患儿向某侧歪头,面朝向侧的上下肢难以屈曲,同时对侧的肩和髋关节有向后方屈曲的倾向,造成手臂伸展困难,手也难以张开。故应注意开始能否左右对称坐下,这样可以一定程度防止这种现象的发生。

患儿如果有肩膀向后缩,使手臂通过袖子有困难时,则应尽可能使上半身前倾,这样可以使他的手臂容易拉出。

患儿坐着容易向前倾倒,在穿衣服的同时,必须避免对他头和臂增加向下的压力。

患儿的髋关节和膝关节伸展,脚踝和脚僵硬,故在穿袜子和鞋前宜保持膝关节的适度弯曲。

换尿布时,在患儿头和臂部放个枕头,这样可使他双腿易于屈曲和劈开两腿。

6. 患儿开始合作和自己穿衣服时的注意事项

患儿穿衣服必须经过自己穿的过程,因为微小的动作他都要付出很大努力,有些母亲常不耐烦而进行制止或加以帮忙,都是非常不好的,尤其是要进幼儿园和上小学年龄的儿童,更应该鼓励自己的事自己做。首先要让患儿知道身体部位,其次区别裤子、衫衣的名字和作用,进一步明白穿到哪一部位。此外要能使其前倾而不倒下,不仅能保持平衡,而且有能伸展屈臂和手的操作和协调运动的能力。一个不能维持坐位姿势平衡,但头、手控制不错的患儿可以侧卧位自己穿脱衣服。侧卧常常易于屈曲髋关节、膝关节和脚踝,一边用手一边将头和肩移向前边,这种姿势穿衣服时髋关节要有很大的灵活性。

手足徐动型患儿无论说话、穿衣服抬手都费力,一用力时脚会离地,两腿劈开而失去重心(图5-11),所以要一边并拢两腿,一边在上面施加压力或在足面进行压迫。

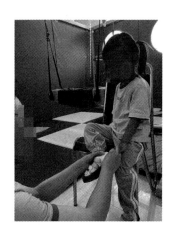

图5-11 手足徐动型患儿穿衣服时的困难

7.患儿自己穿脱衣服的困难

自己对自己的动作看不到,开始两手难以保持平衡,如常常发生"联合作用"手和手臂的动作,常使痉挛型脑性瘫痪患儿双腿变得更硬直(图5-12)。手足徐动型的患儿脚常会从地面抬起而失去平平衡。两手及手指的协调动作不好。当用一侧手去抓,另一侧手常会紧握拳头。穿套头衣服时,必须将衣服抬高,常使身体向后跌倒,这些都是存在的明显困难。

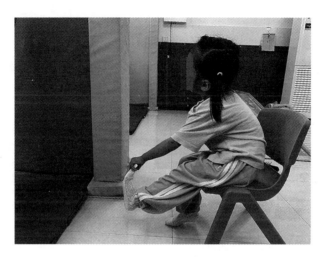

图 5-12　痉挛型患儿穿衣服时的困难

患儿坐着自己穿衣服时,两手虽可以自由使用,但尚不能保持平衡,有向后倾倒的情况。这时用墙角来支撑。把衣服放在他手抓到的地方,必要时在旁边放椅子让他抓住。

8.利用墙的两种方法

患儿用脚蹬住墙,在提裤子时抬起屁股,这对于手足徐动型患儿来说,可以得到必要的稳定性。由于背靠墙坐着,手支持身体,痉挛型脑性瘫痪儿童穿鞋时可以保持身体前倾、脚屈曲姿势来穿鞋。

当患儿自己穿脱衣服时,获得自信是为了给患儿以支持,在前面放置椅子开始时学穿衣服也按照顺序训练。

## 第五节　脑瘫患儿的如厕护理

患儿大小便的训练失去原则的原因之一是训练过早开始。新生儿膀胱刺激弱,有尿立即排出。实际上,脑瘫患儿在相当长的时间内都为婴儿膀胱,这个时间训练常常无效或效果甚微。

正常小儿要在 1 岁才多少明白一点儿使用便器:有尿时身体抖动"打冷战"表示便意,会走时才懂得使用便器;到 2 岁多可做一些如厕的训练;3~4 岁时才会独立上厕所。

如厕训练绝非一朝一夕完成,需要慢慢来,当情绪方面有应激时,如兴奋,换新环境,或入学后头几天等情况,可能会退缩如前。连正常婴儿尚且如此,何况脑瘫患儿呢? 这需要长时间忍耐,不能怕麻烦、斥责,使其不安,应及时予以鼓励。

最好的训练方法为从婴儿时起就在固定时间叫其坐便盆,培养他坐便盆的习惯,在此过程中给予帮助,使之有安全感。最大的困难是患儿恐惧便盆,或不会在排便时下腹有用力动作。因此便器的形状、摆法和患儿如何坐上十分重要。如让患儿坐在家长膝上来消除恐惧,特别是对头不能控制和身体保持不了平衡的患儿更要注意。

适合脑瘫患儿的便桶需要前面可以支持,后面可以靠住。将便器放入带有握棒的箱中,前面可设横木以利于支持身体平衡。

将凳子倒过来,再放进便盆,就可以放心使用。凳子的横木可为患儿提供抓握来支持身体平衡(图 5-13)。

使用把手,男孩可以用这种姿势一个人大小便(图5-14)。

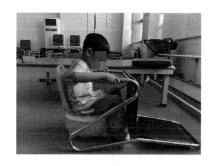 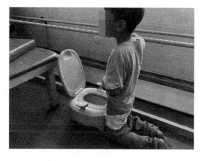

图5-13 为患儿提供抓握如厕　　图5-14 利用把手,患儿自己如厕

利用牢固的支持,患儿可以很好地脱、提裤子(图5-15)。

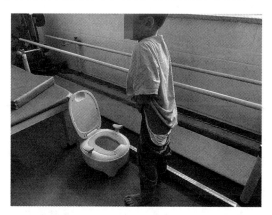

图5-15 患儿借助把手提裤子

训练上厕所时应注意以下几点:

(1)脑瘫患儿因肢体运动不灵活,更易患湿疹,所以尿布一定要柔软、吸水,必要时尿布的内侧可以垫上一层薄的棉布。例如患儿4

岁还不会坐马桶,或尚未完成上厕所,训练自然仍要用尿布。当患儿因穿尿布而情绪不稳定时,再来锻炼其用马桶。

(2)脑瘫患儿便秘者较多,必须注意防止习惯性便秘,必要时要找医生商量。当看到患儿脸红憋气,或有的患儿仰卧位呈屈膝压腹样,可短时间来按压或揉腹,多有助于排便。

(3)男孩一般比女孩训练时间长,白天比晚上容易训练。

(4)排便的控制比排尿要早,这与家长注意训练有关,男性患儿除障碍太重,不能坐着外,一般不挂排尿瓶,因为妨碍生活动作,使用只限例外情况。男性瘫痪患儿假如头和躯干不能保持平衡,髋关节屈曲坐下,两脚平放和左右劈开之前是不能独自坐在马桶上的。因此,两脚要确切地踏在台子上或地上。为了保持平衡要依靠两手来帮助,故在其手能抓到的范围内放一些抓手是有必要的。

## 第六节  脑瘫患儿的日常姿势护理

正确的姿势对脑性瘫痪患儿来说相当于一种治疗。事实上,患儿一天所接受的治疗时间并不会太多,但却需要很多的时间摆体位。所以,一个患儿若平时注意给予正确的姿势,对其动作的发展及治疗的效果会有很大帮助。每一天都需在不同的姿势下保持一段时间,最好每45~60分钟变换一次姿势。在执行一般的日常生活活动时,如携抱、喂食、穿衣、洗澡、卫生训练、游戏、睡觉,甚至和患儿交谈,都要注意让患儿保持一个正确的姿势。

1. 错误的姿势

一般脑性瘫痪患儿因不正常反射的影响,容易形成一些错误的姿势。若是父母不予以注意,可能刚开始时,一些不正常的形态还不会很明显,但过一段时间,这些形态就会愈来愈明显。请注意,这并不是表示患儿的脑部病变在恶化。事实上,脑瘫是非进行性的,而不正常姿势之所以明显化,乃是患儿对这种错误的动作方法使用得愈来愈习惯。这也是为什么一开始就要注意不让任何不正确的姿势、动作影响未来正确动作的发展。下面简单叙述患儿可能会产生的错误姿势。

(1)仰卧:头会习惯性歪向一边;背呈反弓。

(2)侧卧:背呈反弓。

(3)坐:椅子高度太高时,脚踝僵直下垂(图5-16);很方便但却很不好的坐法,就是跪坐(图5-17)。

有的患儿坐在学步车中,他们会以脚尖踢地前行,这也是对患儿很不好的动作之一。

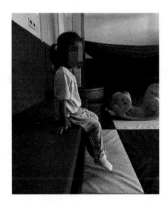

**图5-16　脑性瘫痪患儿错误的坐姿**

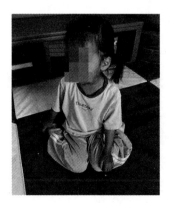

**图5-17　跪坐**

2.帮助脑瘫患儿保持正确的卧位姿势

病情严重和不能保持坐位的患儿往往长时间躺在床上,如果卧位姿势不正确,会使异常姿势和肌张力强化。治疗师要帮助患儿翻身,变换体位,白天应尽量减少卧床时间。以下卧位方法有助于纠正和防止患儿的原始姿势反射和异常肌张力。

(1)侧卧位:侧卧适合各种脑瘫患儿。侧卧位有以下优点:痉挛型患儿侧卧位时,痉挛症状可有改善;有 ATNR 异常姿势反射的患儿在侧卧位时,抑制了此原始反射;患儿在侧卧位时,两手易伸向中线位,有利于伸展肘关节和促进上肢运动的发展。可在患儿卧具两边悬挂一些玩具,吸引患儿伸手抓玩。为了抑制 ATNR 异常姿势反射,可将会发出响声的玩具悬挂在患儿面部经常朝向侧的对面床架上,吸引他经常将头转向对侧(图5-18)。

(2)俯卧位:俯卧位可使患儿抬头,训练患儿头控能力(图5-19),但有严重 TLR 异常姿势反射持续存在时,不宜长时间采取俯卧位姿势。

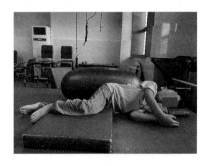

**图5-18 侧卧位姿势**

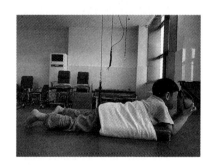

**图5-19 俯卧位姿势**

3. 帮助脑性瘫痪患儿保持正确的坐位姿势

正常的小儿6~7个月便不需要妈妈的扶持,能独自坐在地上了。但是,脑性瘫痪患儿由于腰背部和髋部的控制能力差,往往不会独自坐在地上。有的家长可能会发现自己的孩子髋关节不能自如地屈曲,所以,当将孩子放在地上处于坐的姿势时,大腿与身体所成的角度会超过90°,这样,孩子的重心就明显地落在臀部的后方,孩子会立刻向后倾倒。

有一些脑性瘫痪患儿身体向前屈曲来弥补髋部的屈曲不足,使重心落在支撑面内。这样的话,患儿虽然能坐在地上,却导致了脊柱的后凸。同时,由于腿部屈肌的痉挛,使膝关节无法伸直,只能保持屈曲。为了使患儿有较稳固的支持,家长可令患儿坐于自己的大腿之间,并用耻骨及小腹部顶住患儿的腰背部,使患儿的髋部屈曲呈90°(图5-20)。同时,家长还可以帮助患儿减轻脊柱的后凸,或用手轻柔地按压患儿的膝部,使其屈曲的腿伸直。为了提高训练兴趣,可在患儿面前放一些玩具,让患儿边训练边玩。

家长如果一时腾不出手来,也可以借助于其他物体的配合给患儿进行坐姿训练。家长坐在沙发上,将患儿放于沙发前面坐直,背部紧贴着沙发,使患儿的髋部保持直角。家长的双腿放在患儿身体的两边,防止患儿从侧面倒下(图5-21)。

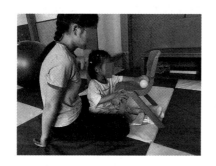

图5-20　独坐训练

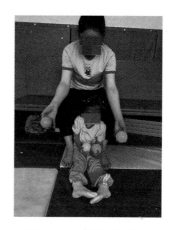

图5-21　坐的姿势训练

　　患儿坐着时还可以做各种游戏,如,让患儿玩识别红、绿圆棍的游戏。这种游戏不仅有利于手功能的训练,还有利于孩子的智力提高。

　　更简单的方法是:让患儿坐在墙角上,利用两个墙面来作为患儿背部的支撑物。如果根据墙角直角的形状做成一个角椅,更适用脑瘫患儿的坐姿训练。

　　角椅由互成直角的三个扇形平面组成。患儿的腰背部紧靠着角椅的左右两个侧面,角椅的底面上安置了两个木柱,木柱的距离,可根据患儿下肢的情况来定,如双腿分开时腿部肌肉特别紧张,可适当缩小些。患儿坐在角椅上可以保持脊柱正直,髋关节屈曲呈90°,两下肢叉开,而且两只手可以自由活动。角椅是一种极其简单的训练脑性瘫痪患儿正确坐姿的器具,家长不妨自己动手做一下。

4. 帮助脑瘫患儿保持正确的跪位姿势

患儿往往习惯于错误的跪姿,由于平衡能力差,为了获得较大的支持面积,他们通常将双腿分开,以稳定身体的重心,形成所谓的"W"形跪姿(也称"W"形坐姿)(图5-22)。

双腿髋部及膝部屈曲,膝部向两边分开,大腿及小腿内侧着地,臀部着地,双腿的姿势形成"W"形,这种姿势对髋关节韧带及周围组织较为松弛的患儿最为不利,易导致髋关节脱位或半脱位。所以必须引起家长们重视,要阻止患儿以这种错误的姿势跪或坐。

脑性瘫痪患儿的另一种跪姿是习惯于保持髋部和膝部的屈曲,两膝靠拢,臀部坐在两小腿和足后跟上(图5-23)。

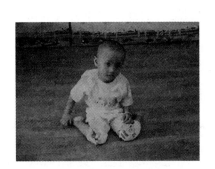 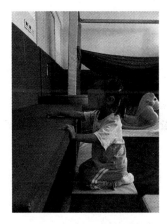

图5-22 "W"形跪姿　　　　　图5-23 错误的跪姿

如果脑性瘫痪患儿长期保持这种跪姿会造成下肢屈肌变得更加痉挛。同时,这种跪姿使髋部得不到充分伸展,会影响髋部控制能力的发育和整个下肢运动能力的发育。在运动康复中,髋部控制是一个极其重要的关键。患儿要能正确站立,正确行走,就必须要有良好的髋部伸展和髋部控制。家长在给男性瘫痪患儿做运动训练时,要让患儿学会正确的跪姿。跪时要求患儿双膝靠拢,大腿与小腿呈直角,髋关节充分伸展,躯干与大腿呈一直线。这种跪姿我们称作直跪。开始的时候,患儿不会自己主动伸展髋部,需要家长用手扶持(图5-24)。

经过一段时间后,可以逐渐撤去家长的扶持,此时可以让患儿自己跪在桌前玩耍(图5-25)。当然,图上所示的那张桌子,对患儿来说仍然起着支持作用。最后,要求患儿没有任何支持能独立地直跪。而且直跪的时间应逐渐延长,使髋部更多地受到身躯重力作用的锻炼,逐渐提高患儿髋部的控制能力。直跪的家庭训练方法很多,家长可以根据家里的设施,因地制宜,创造一些方法。如家长坐在沙发上,患儿直跪在家长的双腿之间。家长用一条腿给患儿上肢及胸部以支持,另一条腿可控制患儿的髋部,如患儿不能主动伸展髋部,可用此腿顶住髋部,让其伸展。如果患儿已能自我控制髋部伸展,家长就不必用腿去顶。总之,给患儿的支持越少越好,直至不要任何支持,独立地直跪。在训练中,家长还要让患儿在能独立完成直跪的情况下训练半跪。所谓半跪,就是患儿在直跪的基础上,一侧髋关节屈曲呈90°,膝关节屈曲呈90°,并用脚掌着地,另一条腿保持原来姿势(图5-26)。

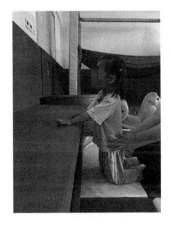

图 5-24　直跪训练 (一)

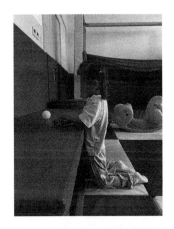

图 5-25　直跪训练 (二)

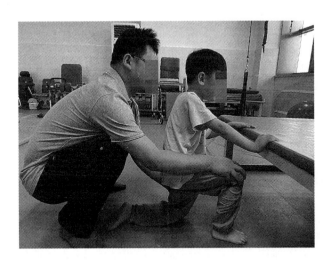

图 5-26　半跪姿势训练

实际上从直跪到半跪涉及一个将身体的重心从两膝部向一侧膝部转移的问题。脑瘫患儿由于重心转移调节困难,往往无法完成半跪动作。但是,半跪动作又是正常人从俯卧位到站立过程中常用的一个动作,因此,家长在训练患儿完成直跪动作的基础上,必须训练患儿的两条腿均能完成半跪,这一点很重要。脑瘫患儿运动障碍的特点是不对称性,往往一侧肢体能做的动作,另一侧不一定能做,家长只有注意患儿的双侧训练,才能使患儿的运动、姿势变得对称。当然,家长们让患儿开始做半蹲姿势时,也必须给予足够的支持,特别要注意扶住髋部,使患儿的上身保持正直。

5. 如何帮助脑性瘫痪患儿保持正确的站立姿势

正确的站立姿势是正常行走的基础,一般来说,正常幼儿到了12个月能够不需扶物独自站立。然而脑瘫患儿却不行,他们往往由于肌张力的异常和异常运动模式的存在,运动功能发育落后,尤其是髋关节屈曲、跟腱紧张等导致足跟不能着地,加上内收肌紧张,造成两脚呈"内八字"。严重的甚至两腿交叉。这些情况均导致他们无法正确站立。对于如何使屈曲髋部伸展,已在直跪训练中做了说明。

这里再介绍一种使屈曲髋部充分伸展的操作手法。

患儿处于俯卧位,家长一手按住患儿臀部,一手握住患儿膝部,然后将大腿缓缓上提,使髋关节得到充分伸展。用同样手法训练,家长们可在操作前用双手手掌压在患儿的臀部做 2～3 分钟按摩,使髋关节放松后再操作(图5-27)。

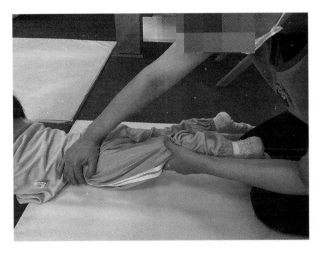

图 5-27　髋部伸展按摩手法

6. 对于内收肌紧张该怎么办?

首先,家长要明白怎样才算内收肌紧张。简单地说,患儿采取仰卧位姿势,膝、髋关节屈曲,如果家长用手将患儿双腿分开,在双腿夹角小于 70°时,感到有明显阻力,一般认为内收肌紧张。这样的患儿站立时双足呈"内八字",行走时会产生交叉步态。缓解内收肌紧张的操作手法,家长用双手逐渐将双腿夹角拉大(图 5-28),这种手法在早期就开始进行,内收肌紧张状况较易改变。

对于跟腱紧张,站立时足跟无法着地的患儿,也可以用手法操作进行矫正。操作时让患儿仰卧床上,家长用一只手压住患儿一条腿的膝部使其伸直,另一手握住该侧整个前脚掌,慢慢用力使脚掌背屈与小腿呈 85°~90°夹角,并持续一定的时间。这样,紧张的跟腱可得

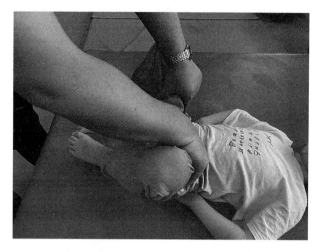

图5-28　缓解内收肌紧张

到牵张、拉伸。如患儿同时伴有足外翻或足内翻时,家长可在使脚掌背屈的同时注意做反向矫正,即若患儿有足内翻,操作时可使患儿的足稍外翻。若患儿有足外翻,操作时可使患儿的足稍内翻。以上操作同样不要施以猛力,要注意循序渐进。

在训练脑瘫患儿正确站立时,有一些简易的站立辅助器,对于那些髋部、膝部不能很好主动伸展和足跟不能完全着地的患儿有重要的作用。这里介绍一种,该辅助器由一块有孔竖板及三块横板 ABC 板组成(图5-29),A 板呈现三棱柱形,用以固定站立辅助器及固定支持患儿的胸腹部;B 板用于顶住双膝部,防止膝关节屈曲;C 板为踏脚板。可以根据需要调整高度,并用松紧螺丝固定。训练方法如图5-30 所示,患儿的下腰部,用绑带固定在站立架上,髋部和膝部都得了充分的伸展,脚掌也能平放在板上。这个站立架也可以用于直跪训练,只要将 C 板放大些即可(图 5-31)。家长制作时,也可按照同样的原理,根据患儿的个别情况进行改进,使训练患儿时更方便,效果更佳。

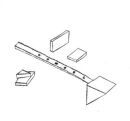 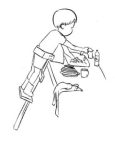 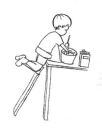

图 5-29　辅助器的构成　　图 5-30　训练方法　　图 5-31　直跪训练

　　在患儿的髋部、膝部均能充分地伸展,全脚掌能平放地面的基础上,家长可以让患儿靠墙站立或者扶站(图 5-32)。训练一段时间后,家长应该注意逐步撤除多余的支持,使患儿最终能独立、稳定地站立。

　　有了上述独自站立的基础,家长还要训练患儿做跨步站立。所谓跨步站立就是让患儿站立时双脚一前一后,但左右脚步不宜分得太宽,前脚踩在木台阶上,后脚踩在平地上(图 5-33)。这个动作对于刚刚学会站立的脑瘫患儿来说较为困难,因为这又涉及一个重心转移的问题。由于这类患儿重心调节平衡差,所以一开始做这个动作时,易向侧面跌倒,家长必须注意保护。除了让患儿双手能有所扶持外,家长可跪在患儿身后,用双手扶住其双膝。这样既保证了患儿两腿的正确姿势,又加强了其跨步站立的稳定性。患儿经过一定的训练,如果不需要任何扶持,能独立完成跨步站立动作,那么这个患儿就具备独立行走的条件了。

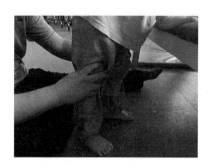 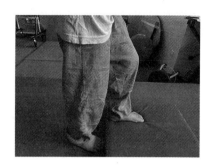

图 5-32　扶站练习　　　　　　图 5-33　跨步站立练习

7. 脑瘫患儿在日常姿势护理中应注意什么?

(1)避免让患儿平躺。可使用斜板让其趴着。晚上睡觉,也可让患儿慢慢习惯趴着睡。晚上睡觉时,家长需偶尔起来帮患儿翻身(可改侧卧姿势,但要注意身体会不会反弓),因为他们自己活动不方便,所以若有人帮他们变换姿势,他们会睡得更舒服。

(2)尽量避免患儿用不正确的方式爬。因为若是他们一直在使用不正确的方式,就会影响正确动作的出现。所以,最好是在家长的协助下,用正确的方法爬。平常家长没有空的时候,就不要让他爬。有的患儿会以"兔子跳"来活动,这种方法也是错误的,需要禁止。爬或兔子跳以后的跪坐,也是不好的姿势。有的家长会让患儿坐学步车,但是患儿常常会用脚尖踮着走,所以也要避免。已经开始在学走路的患儿,家长需注意他们的步态,尽量不要让他们使用不正确的步态走太久。因为才刚开始学走路,一开始时步态越正确越好,所以不必急着走。另外,有的患儿已经可以不用辅助器自己行走,但走路的步态有很明显髋内收的现象。长期以这种步态行走,到二三十岁以后,通常会有髋关节炎或脱臼的现象。如此一来,他们往后的日子就无法再行走了。所以,对于这类小患儿若是平常可以不走路,就不要常走路。若是可行,尽量以脚踏车代替步行。有空的时候,做一些运动来改善步态。

# 第六章  脑瘫患儿的运动发育训练

脑神经发育过程中,弥漫、粗大的运动逐渐被精细运动代替。如小婴儿面前有一个他感兴趣的玩具,他会全身乱动,大喊大叫,手舞足蹈;而月龄较大的小儿则表现微笑并用手触摸玩具。大脑和神经系统发育主要(90%)在 6 岁以前,其各种功能均已基本完善,并形成专一化。因此,如在这个年龄以后再开始发展各种功能,会出现较大的困难。

功能是指小儿每一项活动及动作。每一个动作的反复进行,是无数遍练习的强化训练,而且是按照正常儿童的活动模式进行,限制异常姿势和不正常的用力,这就叫功能训练。

一个正常发育的小儿每一项活动,都是在父母教育下学会的。如坐、站立、行走、说话等。脑瘫患儿由于脑神经细胞受损,他们的功能发育比正常小儿慢得多。他们的功能并不是没有,而是长时间的废用导致所有的神经肌肉成为无用。为了把这些神经肌肉的功能重新建立起来,就必须每天坚持功能训练,施行强化运动疗法。如抬头、翻身、坐、爬、站立、行走的粗大运动,我们采用大运动量分解式强化功能训练。关于粗大运动能训练如下。

# 第一节　头部控制能力训练

抬头也是头部控制,其发育是人体所有运动发育的基础与先导,脑瘫患儿出生三个月后,常表现为头不稳定,左右倾斜,过度后抑或前屈曲,多为颈部无力所致。治疗目的是诱发头部与躯干间的直线关系,使头部能在正中位上正常地屈曲、伸展与回旋。

1. 转头训练

将色彩鲜艳还会发声的玩具在患儿眼前晃动。小儿看到后,慢慢将玩具移向两侧,吸引他追视玩具,以达到头向两侧转动的目的。分别训练其仰卧位和俯卧位转头能力。有些患儿仰卧位受紧张性迷路反射(TLR)影响而呈头后仰,治疗师应尽量避免患儿仰卧,使小儿经常取侧卧位。治疗师可用双手托住头部,用缓力慢慢将其颈部向头顶方向牵伸,使头和躯干在同一平面上。切勿猛力硬扳头枕部,以防加强头后仰。若患儿头经常转向一侧,受非对称性紧张性颈反射(ATNR)影响,治疗师可握住患儿面部朝向侧的上肢向对侧斜上方向反复提拉,以促进头部转向中线位。

2. 俯卧位抬头

(1)治疗垫上俯卧位的操作方法:俯卧位抬头让患儿趴着,将他的双臂放在前方,使胸腋下略抬高,用尿布或毛巾卷成筒状垫在胸腋下,起到支持作用,家长可用色彩鲜艳或发声玩具在其眼前晃动,既锻炼抬头又训练视力。

（2）膝上俯卧位的操作方法：治疗师坐于床上，两下肢伸展，让患儿松弛地俯卧于其双腿（小龄患儿也可以用单腿）之上，治疗师根据患儿的情况，支持患儿的肩、上臂、肘、前臂或手等部位。然后治疗师左右活动自己的身体，使患儿身体随之向前、后方向移动，当向前方移动时使患儿上肢支持自己的体重。在该过程中会促通患儿抬头，并维持头与躯干呈直线的位置。为了促通患儿抬头并使上肢具有支持能力，治疗师可支持患儿双肩，在将双肩压向下方的同时向外侧分开，然后从肩部向正在支撑的上肢侧的手的方向推压。为了使患儿学习正确的上肢支撑，应使其手张开（图6-1）。

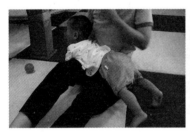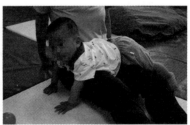

图6-1　治疗师膝上俯卧位抬头

（3）球上俯卧位的操作方法：首先使患儿俯卧于大球上，然后变为肘支持的俯卧位。其后，将患儿的两上肢交替地拿向前方进行支撑，同时将球向前方移动，患儿身体随之向前方移动，利用促进头部矫正反应的效果来诱发抬头运动（图6-2）。

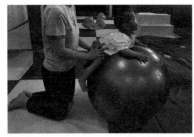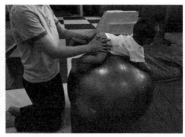

图6-2　球上俯卧位抬头

### 3.仰卧位抬头

治疗师握住患儿双手或肩部慢慢拉起至半卧位或坐位,以后再慢慢放原处,若头后垂明显,可托住他的头部下落。痉挛型脑瘫患儿头部背屈,双肩旋前并不抬头,如图6-3(A),为纠正这种姿势,家长托住患儿头部两侧,使其颈部拉伸,当用手上抬患儿头部的同时,用双前臂顶压他的双肩部,如图6-3(B)所示。这样,患儿的头部异常姿势能得到较合理的纠正。

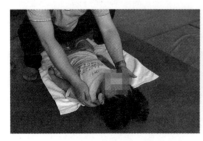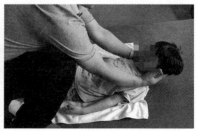

图6-3(A)　仰卧位紧张性迷路反射　图6-3(B)　紧张性迷路反射纠正手法

4.坐位头控

当患儿取坐位头不能竖直、竖稳时,治疗师可适当给予头部支持,所提供的头部支持面积越小越好。双手能活动的患儿,可让其两手支撑在桌上或手肘伸直抓住面前物件、木棒以协助头控训练。还可在患儿身体周围用发声玩具吸引其转头、抬头。

肌张力低下直立位时,头呈后仰姿势如图6-4(A)所示,治疗师可用双手稍用力握住患儿的双肩,同时,两个大拇指压在患儿胸部,使双肩旋内,肩胛带拉伸,这种方法可以促使患儿抬起头来并保持正确头部姿势及位置如图6-4(B)。

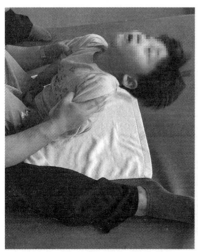 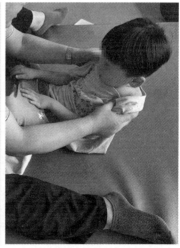

图6-4(A)  低肌张力而至头部后仰        图6-4(B)  治疗手法

手足徐动型患儿常出现头部后仰,肩部和手臂外展,有时双臂均屈曲,有时一臂屈曲,一臂伸展。这类患儿常伴有髋部过度屈曲。治疗师双手握住患儿两上臂,将其放到身前的同时,使患儿双肩关节旋内,双臂朝下,然后将患儿双臂慢慢上抬,但不超过水平位,可使其头部后仰和背部过伸均得到改善(图6-5)。

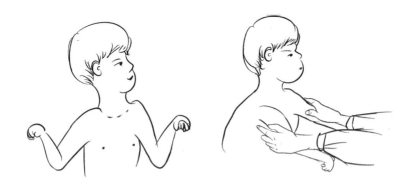

图6-5　手足徐动型患儿及治疗手法

床上坐位的手法:患儿取床上坐位,一般取两下肢稍外展及膝关节稍屈曲的坐位姿势。治疗师坐在患儿的对面或后方,将两只手分别放于患儿的两肩部,在支持患儿的同时修正肩的异常姿势。常见的异常姿势是肩上举,对其采取的手法是将患儿的肩部压向下方及外侧。一定要注意,患儿的肩部及其周围对刺激非常敏感,操作中避免用指尖给予锐利的压迫。另外,对患儿的支持及对肩部的压迫要在有限范围内,以不限制患儿的自发运动为宜。操作时治疗师应缓慢地使患儿的身体向后方倾倒,使其身体的重心从基底面上向后方移动,使骨盆后倾、脊柱弯曲,这样可以诱导患儿的头部向竖直方向调节。用同样的手法再使患儿身体向前方倾斜,也可以连续地轻轻摇动患儿的身体,使之连续、反复地向前方再向后方向倾斜,但倾斜的角度要适当;如果随着身体的倾倒,头部倒向伸展方向或过度前屈时,要减少向前、向后的倾斜度,要通过操作使患儿的头部维持在接近直立的位置上。

治疗师膝上坐位:让患儿骑跨坐于治疗师屈曲的两腿上,并将两手支持在治疗师的膝上。治疗师两手控制患儿的两肩并同时给予支持。然后治疗师伸直自己的两腿,使患儿身体前倾,促通患儿头部的矫正反应,使患儿的头竖直(图6-6A)。注意事项:①在患儿身体前倾时会出现躯干的前弯,一定要予以抑制(图6-6B);②患儿的两下肢切忌呈内收、内旋位,要呈外展、外旋位(图6-6C)。

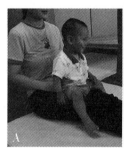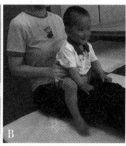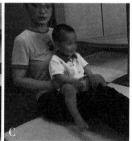

图6-6 治疗师膝上坐位

球上坐位:让患儿坐于球上,治疗师在其后扶持患儿的腰部,或根据患儿情况支持其骨盆、肩等部位(图6-7A)。将球向前滚动,随着球的向前患儿身体会出现前倾,于是促通了患儿头的伸展,即头向垂直方向竖直。这时会出现躯干的后弯。为了矫正这一异常姿势，治疗师一定要注意抑制，使患儿躯干恢复竖直的姿势，要在抑制躯干过于伸展的同时促通头的竖直（图6-7B）。

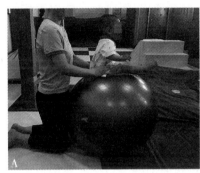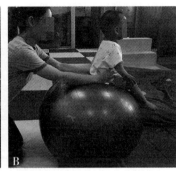

图6-7 球上坐位

# 第二节 躯干控制能力训练

躯干控制能力的发育是在头的控制能力得以发育之后，但两者在发育过程中也有重叠之处。只有在肩胛带和躯干有一定程度的稳定性时，头才可以自由地活动，而头部的运动又可引发躯干的代偿运动。比如，在仰卧位上当头部向一侧回旋时，由于颈的矫正反应的作用，可使躯干产生回旋运动，出现翻身运动。患儿在俯卧位上最早期的活动是头和躯干向一侧扭转，其后当平衡反应（倾斜反应）得以发育之后，可将体重向一侧移动，未负荷体重侧的上肢与手可抬起，可伸向某一物品。躯干在仰卧位与俯卧位上的固有运动为矫正反应和平衡反应的发育做了必要的准备。当患儿未获得充分的控制能力及有异常的姿势紧张时,会影响以后躯干控制能力的发育。

1. 患儿取俯卧位

患儿取俯卧位时,用肘或手掌支持体重,肘支持点的位置要在肩部与床面的垂直线的前方。这种姿势可以增加肩关节的外旋程度,在这种体位上稍稍外展肩部,就可以使体重向侧方移动。为了诱发头部的矫正能力,可用一玩具在患儿面前进行逗引,通过视觉刺激达到诱发抬头的目的。玩具的高度要适宜,不可位置过高,防止颈部的超伸。治疗师在患儿面前用双手控制患儿的双肩部,重点是通过两手来抑制患儿肩关节的内旋和肩胛骨的上举。治疗师要用全手掌把患儿的肩部包起来。若还需要诱发腹部肌群的收缩,治疗师可将手指伸展,稍向胸部加压。另外,通过从一侧肩部向对角线方向的压迫,可以使患儿躯干部分的体重向侧方移动。如果需要控制腹部肌群,治疗师可以将自己的手指伸展,给患儿的胸廓或腹部以支持,支持的方向应朝向肩部。

2. 患儿仰卧位

患儿用仰卧位时,使两上肢上举,如果患儿有颈部的过度伸展,两上肢上举的高度要超过骨盆,在这一体位上鼓励患儿两手伸向两足。如果下肢的屈肌模式非常明显,必须予以修正,使髋关节的屈曲能与膝关节伸展相结合。使颈部能得到充分的伸展,从骨盆或两下肢开始进行体重向侧方的移动和翻身运动。手法操作可以从上肢开始,也可以从下肢开始。治疗师在患儿下肢侧,两手握持患儿前臂周围,如同修正肩胛骨举上的手法,将患儿的上肢向下方及侧方牵拉,然后放于其两膝的后方。治疗师用拇指支持患儿的手与下肢。为了强化膝关节的伸展,治疗师将一根手指放在患儿的大腿部即膝关节上部的股四头肌上,然后向两侧方摇动患儿的身体,操作时注意保持颈部肌肉的充分伸展。或者只握持患儿腕关节处,用手指的里侧向一侧推上举下肢侧的骨盆,可诱导患儿的翻身运动,引起体轴内回旋。治疗师给患儿的支持要保持最小限度,尽可能地让患儿自动翻身,并要等待患儿自己返回仰卧位。

3.患儿坐位上头与躯干的矫正反应

患儿取坐位,治疗师开始时蹲于患儿后方,两手以伸展状态放于患儿骨盆或髋关节的背面。两手应用的力量要使患儿稍向后倾斜身体,使骨盆后倾,使肩关节的位置在髋关节的后方。然后将一只手伸入患儿一侧臀部的下面抬起该侧臀部,使体重移向对侧。这时应注意不要使非负荷体重侧骨盆向前方回旋,因为这样会产生腰椎的过度前弯,使伸展模式占优势,影响坐位平衡的获得。可以通过将非负荷体重侧的骨盆稍向后牵拉的方法使躯干产生回旋运动。为了诱发躯干向侧方的矫正反应,治疗师可用拇指将患儿的肋骨向下牵拉,引起该侧躯干侧屈及体重移动,开始时用力要小,因为用力过大会引起肩、上肢和颈部的固定的异常姿势。当向侧方体重移动增大时,患儿会伸出手去支持体重,即促通了侧方保护伸展反应。(图6-8A,B)。其后患儿当无须支持可坐时,治疗师可在患儿的前方,用抬起患儿的膝或足部的方法进行操作,可以达到上述同样的促通目的(图6-8C)。

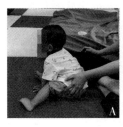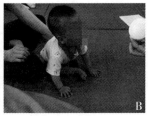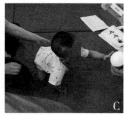

图6-8　促通坐位头与躯干的矫正反应操作

# 第三节　翻身训练

不少脑瘫患儿总是仰躺在床上不能移动身体,而仰卧位是引起伸肌痉挛最强的体位,原有 TLR 姿势反射的患儿,仰卧时可加重肩胛骨后突和下肢伸肌痉挛。不能让患儿经常躺着不动,要使小儿尽早学会侧转身和侧卧姿势,学会在床上移动。

3~6 个月为翻身发育期。翻身是锻炼腰背肌肉的好办法。正常小儿翻身的顺序可归纳为以下两种:①从头部开始。首先回旋头部,随之肩胛带、继而骨盆回旋,即头部—肩胛带—骨盆的顺序;②从骨盆开始。与从头部开始相反,首先回旋骨盆,即骨盆—肩胛带—头部的顺序。治疗目标:通过手法促通躯干屈曲与伸展间的统合,促通躯干的回旋,保证翻身运动的完成。

1. 侧转身训练

为了训练各类脑瘫患儿能正确翻身,可先做被动翻身训练。让患儿仰卧于治疗垫上,治病师跪于患儿脚后,将其双腿伸展分开,用双手抓住患儿两踝关节处做左右交叉运动,以腿带动髋部,使骨盆旋转,并以此带动躯干,产生躯干旋转带动肩部,这样从仰卧位翻身至俯卧位。再以同样方法,治病师双手分别从患儿两臂上举过头,将两臂左右交叉,从而带动身体向两边侧转身(图6-9)。

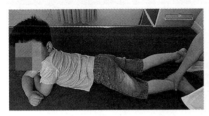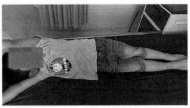

图6-9　翻身训练

2.翻身训练

最初由治疗师帮助患儿转头、移动臂、腿完成翻身动作,逐渐减少扶助至独立为止。分别训练患儿从俯卧位翻身到仰卧位,再由仰卧位翻身到俯卧位。当患儿处于仰卧或俯卧位时,治疗师在其头上方和身体两侧逗引他主动配合翻身。对于偏瘫患儿,可令他用健手握住患侧手(患侧拇指必须在手背外)伸直肘臂、高举过头,然后倒向侧方训练翻身(图6-10、图6-11)。患儿学会向瘫侧翻身后,再学习向健侧翻身。教患儿伸直两肘抓住床边栏杆协助自己进行翻身。在翻身训练中,随时纠正异常的翻身模式并进行仰卧位伸髋训练。治疗师将患儿两腿屈曲,双足平放床上,托起其两髋使两臀抬离床面,然后放下,此称"双桥运动"(图6-12)。再使患儿一腿伸展,交替做单腿的"单桥运动"。两者又统称为"拱桥"或"桥式"运动。

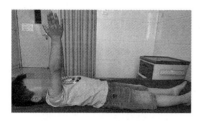

图6-10　双臂举高

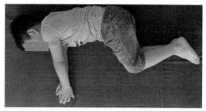

图6-11　向一侧翻身

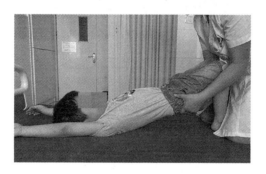

图6-12　治疗师给患儿做双桥运动

3.球上翻身运动的训练

患儿俯卧于球上,治疗师在其身体的一侧,一手扶持患儿肩部,一手扶持其下肢(图6-13A)。然后使下侧的上肢举向头上方,上侧的上肢放于上方体侧,一边使该侧上肢外旋,一边向下肢方向牵拉(图6-13B)。当患儿出现头屈曲、回旋反应时,治疗师一手扶持患儿的下侧上肢,一手扶患儿上侧上肢并将其置于患儿的体侧,同时扶持上侧骨盆部,使患儿从俯卧位转为侧卧位,让患儿体验侧卧位的感觉及等待反应的出现。手法要两侧交替进行,对反应弱的一侧要多给予刺激。

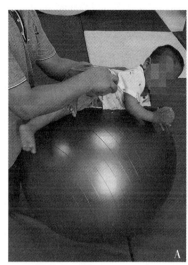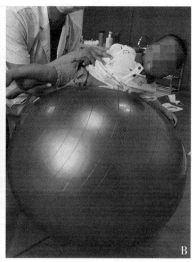

图6-13　球上翻身运动,从俯卧位至侧卧位

# 第四节　坐位训练

坐位训练中要随时纠正异常的坐位姿势,保持正确的坐姿。坐在垫上的正确姿势是头竖正,胸部挺起,身体对称,髋部屈曲,两腿能自由伸展或屈曲。坐在椅子上的正确姿势基本同上,但髋、膝、踝关节屈曲90°左右,双脚底要踩平。当患儿能保持端坐姿势不动时,称为静态坐位平衡。若坐着时上身和双侧手臂可轻松、自由活动,称为动态坐位平衡。

1. 脑瘫患儿常见的异常坐姿

(1)盘腿坐。多为双下肢膝关节痉挛所致(图6-14A)。

(2)拱背坐。多因患儿腰背肌无力或下肢伸肌张力异常,患儿不能端坐引起,头控差、不能竖直也是原因之一。拱背坐患儿不但不能持久坐稳,日后也可造成脊柱弯曲畸形(图6-14B)。

(3)跪坐。患儿两膝过度屈曲似跪的姿势,但小腿又分得很开,臀部坐落在屈曲、内旋的两小腿之间。这种坐姿的支持面积大,易获得身体平衡。若患儿长期采取跪坐姿势,会加重或导致两腿屈曲性痉挛,甚至诱发髋关节半脱位(图6-14C)。

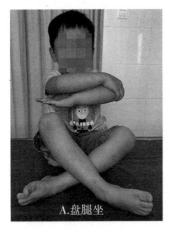
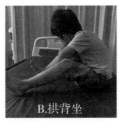
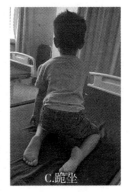

A.盘腿坐　B.拱背坐　C.跪坐

图6-14

2. 坐位训练步骤

(1)促通从俯卧位向坐位转换的操作方法。治疗师坐于床上,两腿伸展,让患儿沿其两下肢的横轴俯卧于其上,给予时间让患儿充分放松。然后如图6-15A所示,治疗师抓住患儿的一侧下肢,最好是膝部,向自己身体方向牵拉,使患儿躯干产生回旋运动。治疗师的另一只手所支持患儿身体的部位,原则上是肩部或臀部。治疗师在使患儿躯干回旋的同时,屈曲患儿颜面侧的下肢,用以支持患儿的躯干(图6-15B,图6-15C)。在患儿坐起来时要注意他头部的活动。其后的操作以患儿头部的活动为目标,在其头部屈曲、回旋的同时,使患儿成为坐位,在坐起时头部要保持正中位(图6-15D,图6-15E)。若患儿缺乏头部的活动,治疗师要给头部以支持,可以通过将肩部向下方推的手法使患儿头部产生屈曲与回旋。上述手法应用于患儿从俯卧位向坐位转换的早期,随着患儿此动作的成熟,尽可能等待患儿自己的反应。

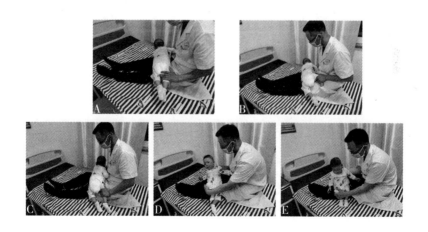

图6-15　治疗师下肢上俯卧位至坐位

（2）扶坐训练

①施术者扶持患儿腋下或髋部,使其成正确的坐姿或让患儿腰背部靠在枕头、棉垫或墙角等处,训练坐稳。

②对痉挛型患儿为了保持坐姿训练时髋关节屈曲90°,背部充分伸展,治疗师可跪于患儿身后,双手双腋下伸出,置于患儿膝关节上,压膝部伸直且分开双腿,施术者胸部顶住患儿肩峰,然后,利用自己的身体转动带动患儿身体转动或前屈后伸练习(图6-16)。

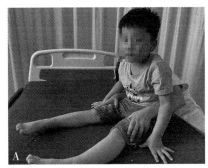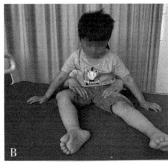

图6-16　痉挛型练习坐姿势

③手足徐动型患儿坐位时,出现髋关节过度屈曲,两腿伸展分开,头部后仰,肩胛带收缩,上肢上举,整个身体重心偏后,易于向后倾倒(图6-17A)。治病师可将患儿双腿并拢且屈曲,然后用双手握住患儿双肩做肩关节旋内动作,拉伸肩胛带,使双手放至胸前。这样,可用双手做支撑或抓握物件(图6-17B)。

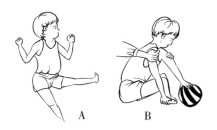

图6-17　徐动型脑瘫患儿坐位姿势练习

（3）独坐训练。不能让患儿常取半卧位，或总是依靠着坐在靠背椅上，要逐渐减少对他的扶持和依靠、支撑面积，训练患儿独坐能力，在患儿座位前放些玩具供其玩耍，可延长其坐的时间。患儿在床上或地垫上坐稳后，可训练他坐在椅子上。

（4）坐位平衡训练。脑瘫患儿已学会正确独坐或坐不稳时：①治病师扶住患儿腋下或髋部，让其坐在治疗师腿上，以上下左右方向不断摇晃，抖动双腿，使患儿体验到身体重心时而转移的感觉；②可将玩具或食品放在离患儿身体有一定的距离处，并逐渐拉大距离，使他必须弯腰、扭身、伸臂才能取到（图6-18）。③患儿已会独坐，治疗师用手轻推或拉患儿身体向左右前方向倾斜，使其失去坐位平衡，诱发其迅速

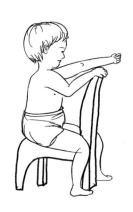

图6-18　坐位平衡训练

做出伸臂、弯腰、转头等保护性反应，以提高坐位平衡能力。

# 第五节 爬行训练

从人类进化过程看,运动的发展从原始蠕动到爬行,再进化到哺乳类四肢爬行,最后才是人类站立及行走。在人的个体发育过程中,也有种系进化过程类似的重演。爬行是小儿静态向动态的重要一步,他是正常小儿发育一个重要指标。孩子的爬行,手、脚、脑并用,特别是需要大脑的协调,能激发大脑发育。开发脑潜能,对脑瘫、智力低下的患儿特别有利。对正常儿童的发育也大有帮助。由于人的大脑细胞有90%以上处于休眠状态,动员休眠状态的潜能脑细胞发挥作用,是治疗脑瘫的重要手段之一。通过一定量正常运动模式及主要爬行训练,即可向脑输入正确信息,促进功能恢复,脑瘫患儿四肢运动变得协调,会聚功能差,动肩困难,发育障碍等症状均有改善,并使视听能力提高。强制性爬行模式使患儿视听反应快,注意力集中,以后有较好的阅读速度,较强文字理解力及动手能力。如果脑瘫患儿出生后不久就开始接受此训练,其中大部分可恢复到接近正常,个别还可超常发挥。

应该练爬的患儿类型:①不会爬的小儿;②会走而姿势不好的小儿;③有脑损伤的患儿,包括脑瘫、智力低下和发育迟缓等。什么时期学爬最好:训练最佳年龄6个月内;次佳年龄为1~4岁,康复训练越早越好。正常婴儿到9个月后,便会利用双手及双膝着地进行协调地爬行。然而,脑瘫患儿大多数不会爬行,有的呈"兔跃式"异常爬行姿势,会加重髋、膝、踝关节畸形,应予纠正。脑瘫患儿必须由家长帮助他们学会爬行。

1. 仰卧位至四点支持位

治疗师跪坐于床上,患儿头向着治疗师呈仰卧位。患儿要保持头部呈中间位,治疗师双手抓住患儿的两踝关节处,同时患儿用自己的两手抱住自己的两膝,使身体呈完全屈曲状态。这时,治疗师将患儿的两下肢向上,并向自己方向牵拉,以取得充分的紧张度(图6-19A),然后将其躯干向一侧回旋(图6-19B)。治疗师再用左手固定患儿两手与两膝,右手将患儿的左肩向上并向右侧推(图6-19C)。当患儿身体旋转向右侧双膝着地时,治疗师以两手握持患儿的两肘关节处,使患儿逐渐形成四点支持位(图6-19D)。反复进行两个方向的训练。患儿形成四点支持位后,扶持患儿的臀、肩、腰等部位,促通患儿体重前、后移动。继而使患儿一侧下肢屈曲接地,一侧下肢伸展,目的是抑制髋关节的屈曲模式或伸展模式。若患儿在上肢支撑时需要扶持,治疗师可将自己的一侧下肢放于患儿胸部下方。当患儿的躯干呈伸展位时,治疗师可用下肢来抑制。

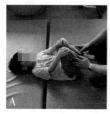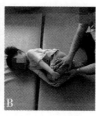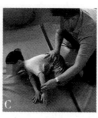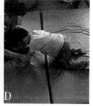

图6-19　仰卧位至四点支撑位

2. 腹爬肘立位训练

在此项训练前,患儿要先学会俯卧位用肘支撑,同时让孩子用手掌支撑。如果手臂无力,肘关节易屈曲,家长扶住其肘部,使之保持伸展,利用上肢与腹部带动下肢爬行,然后使膝部屈曲,并用力蹬家长的手掌向前爬行(图6-20)。也可诱导患儿向后方退着爬,再反过来爬回到原处,逐渐拉长距离,用发声玩具或活动玩具逗引,做伸展抓取游戏。经过一段时间后,可逐步减少扶持,独立用双手支撑,承受身体重量。能顺利进行匍匐爬行后,即可练习越障爬,如爬过家长的腿、爬过枕头等,使患儿自然过渡到手膝跪爬行。

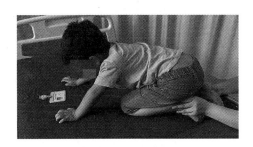

图6-20　腹爬肘立训练

3. 手膝跪爬

选容易回转场地,取俯卧位,用双手支撑并把头抬起,将上肢及两膝折屈在腹下,伸两手使之上半身支撑或用长毛巾提起腹部,然后将患儿的臀部翘起,屈髋与两膝关节(图6-21)。可根据不同情况在患儿上肢肩或下肢髋、腿适当维持。开始向前移动时,下肢自由运动差,家长可在患儿后面,用两手分别握住他的两踝部,当其伸出右手,可将左腿向前推;患儿伸出左手时,就将其右腿向前推,要反复练习。注意掌面、足底与床面的摩擦,不断向脑部输送信息。动作要轻柔和有节律,不可突然用力,以免造成关节损伤。对于肌张力较高的患儿,应将节律放慢点,以后再逐步加快。为了增加训练兴趣,可在患儿前方摆放玩具或食物。先被动完成,以后逐渐减少帮助,爬行运动对以后直跪和站立均有很大裨益。

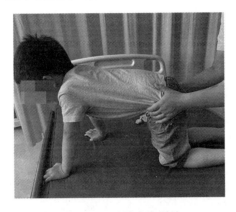

**图6-21 手膝跪爬训练**

# 第六节 膝立位训练

膝立位也称跪立位。跪是站立的基础,跪立时下肢支持面大、重心低。若患儿能跪立,将来学习站、走要方便得多。正确的跪立姿势是两侧膝关节屈曲90°跪地,髋关节充分伸展,此姿势也称"直跪"。跪立训练步骤如下。

(1)直跪(双膝跪),又称双膝立位。治疗师可扶持患儿两侧髋部,帮他保持正确的直跪姿势。也可让患儿自己抓住椅子等物维持躯干稳定。令患儿跪在沙发前面或沙发椅上玩耍,使其身体获得较多依靠,易于达到跪立平衡(图6-22)。

(2)半跪(单膝跪),又称单膝立位,即以一侧膝关节屈曲90°跪直,另一条腿抬起,足底踩平(图6-23)。两腿交替训练,逐渐由扶持到独立完成。髋关节过于屈曲、膝关节过伸者往往难以完成。在治疗师扶持下训练,有助于牵拉痉挛肌,达到伸髋、屈膝的目的。下列方法也可促进髋关节充分伸展:保持患儿抬头,躯干伸展。治疗师面对患儿,反复使其进行上肢伸展、外旋、上举过头,然后放回体侧的操练。当使患儿肘、腕关节伸展和上举时,也可对抗因下肢屈曲而致上肢屈肌痉挛加强的联合反应。

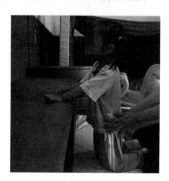 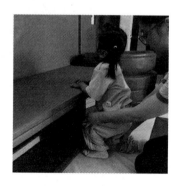

图6-22 双膝跪　　　　　图6-23 单膝跪

(3)直跪与半跪互转。训练在治疗师扶持下或由患儿双手抓住床架或栏杆进行直跪与半跪的互相转换练习。患儿逐渐学会当身体重心发生变化时取得动态平衡。

# 第七节 立位训练

正常小儿于 11 ~ 12 个月能够独自站立,扶着或牵手可以步行。脑瘫患儿不会站立,主要障碍是下肢不能持重和身体不会垂直站立,或出现尖足、交叉、膝反张等异常站立姿势。站立条件,重要的是垂直位保持身体平衡,主要靠迷路、固有的感受器,视觉对姿势变化"计测",计划信号传入中枢,经过中枢的整合作用,再传至姿势保持肌,使其产生相应运动模式及姿势变化;对变化的姿势再度计测,再次传入、传出,起到进一步调节及安定作用。这一调节过程主要是由小脑完成,所以小脑的发育是独站重要条件。

站立是行走的基础。正确的静态站立姿势是两腿站立,脚底踩平,头居中,躯干伸展,双肩与双髋分别处于水平位。患儿能保持平衡后,可进行站立训练。

1. 下肢挛缩者的训练

治疗师坐于患儿后面,患儿两手抓住栏杆,施术者固定其双脚,用双手扶住膝部向后拉扳;在拉扳的同时,用上臂抵住其臀部,然后用节律性的语言刺激患儿两腿用力,在说"两腿用力,向上抬"的同时,扶膝盖的手要一松一紧。如此坚持训练,患儿就能站直起来(图 6-24A)。

2. 肌张力低者训练

施术者扶着站,用身体支撑患儿站立,首先固定双脚,一只手扶着胸部,另一只手扶膝盖。如腰直不起者,治疗者用胸部抵住其站立(图6-24B)。

### 3.扶双杠站位

双手扶双杠,治疗者给予扶持,但无须太多帮助。如患儿不能很好地抓双杠,治疗者可用双手掌压在患儿扶杠的手背面上,固定其上肢,强制习惯扶杠站,以后逐渐脱离协助(图6-24C)。

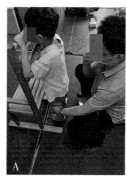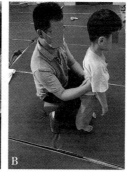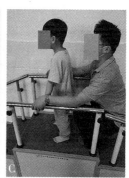

**图6-24 扶站立训练**

### 4.从椅子坐位站起

正确的椅子坐位应是使患儿正坐时头部直立,双目平视前方,腰背挺直,髋关节、膝关节及踝关节均屈曲保持90°,足底平放于地面。而肌张力高的脑瘫患儿,坐椅子时,头部后仰或左右摇晃,肩胛带内收,肩关节旋外,两臂上抬,肘、髋关节屈曲,两手紧握,髋关节不能正常屈曲,两腿内旋、内收,脚掌跖屈(图6-25A)。一些肌张力低下的脑瘫患儿,置于坐位时,头常俯屈,不能伸直腰背部(图6-25B)。治疗师可通过手法操作,促使其抬头、直腰(图6-25C),治疗师跪于患儿背后,两手拇指紧压患儿腰部腰椎两旁,两手紧握腰骶部,向下推压,刺激患儿抬头和伸直脊柱。图6-25D中所示的是一种为脑瘫患儿提供较多支持的特制木质椅子,加长椅背为头部与腰背部提供支持;胸前的托盘可以随意装卸,对于躯干控制差的患儿,不仅提供了支持和稳定性,而且还可让患儿在托盘上玩耍,做手功能训练;椅子底部的挡板可限制患儿脚前伸,促使膝踝关节屈曲为直角、脚底平放于地面。

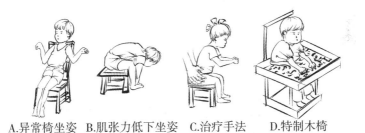

A.异常椅坐姿　B.肌张力低下坐姿　C.治疗手法　　D.特制木椅

**图6-25　患儿异常椅坐姿及治疗方法**

5. 扶木杆站立

当患儿有一定的抓握能力,可以鼓励他尽可能运用自己的力量。如图6-26所示,患儿在施术者的指导和帮助下,手扶杆进行坐位站起的训练。

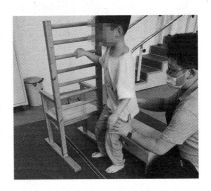

**图6-26　手扶杆从坐位站起训练**

6. 从四点支撑位向蹲位转换

患儿取四点支持位,治疗师跪坐于其后方,两手扶持患儿的骨盆部位,首先通过一只手向下方压迫一侧骨盆使之出现体重移动并负荷于一侧下肢,然后使另一侧下肢向前迈出(图6-27A)。然后同样方法将患儿体重移向已迈出的下肢上,之后迈出另一侧下肢(图6-27B)。注意向前方迈出的下肢不要呈现内收、内旋的体位,同时躯干不要伸展。两足均着地后,将患儿重心向后方移动,使其臀部下降,成为蹲位,此时治疗师的两手扶持患儿的两膝,使体重确实负荷于其两下肢与足上(图6-27C)。在蹲位上两下肢要外展并稍外旋位。

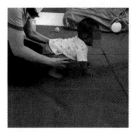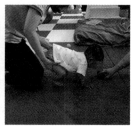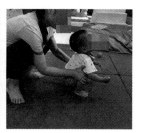

图6-27　四点支撑位至蹲位

7. 蹲位至大象姿势

首先使患儿从四点支持位转换为蹲位,然后治疗师扶持患儿的双膝部,并注意抑制患儿内收、内旋的异常模式。让患儿两上肢撑于地上,不要离开。然后让患儿抬起臀部,达到尽可能的高度,如果患儿自己抬臀困难,治疗师要予以协助。这时无须完全伸展膝关节,要根据患儿的障碍程度和实际能力决定臀抬高的高度。如果患儿两手撑地困难,可在前方放一矮的木箱,让患儿撑于其上(图6-28)。

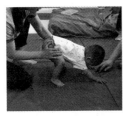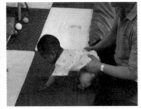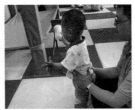

图6-28　蹲位至大象姿势

8.从大象姿势起立

　　如图6-29A所示,患儿呈臀部抬高、下肢伸展的高爬位,即所谓的"大象姿势",治疗师在患儿的后方,首先使其体重向一侧下肢移动,同时使骨盆产生轻度的回旋(非负荷体重侧的骨盆被牵拉向后)。治疗师控制患儿的骨盆部(图6-29B),促通患儿站立起来(图6-29C)。也可以在中枢部位如胸腹部等进行促通,这一操作方法适用于起立困难的患儿。在患儿接近直立位时,将操作开始时非负荷体重侧骨盆向前回旋,使患儿直立。

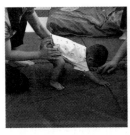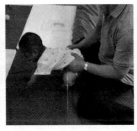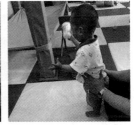

图6-29　大象姿势至站立

# 第八节　行走训练

独走的正常发育时期是 11～15 个月。开始独立行走的小儿在站立位有一定的平衡能力,他常将髋关节和膝关节微屈,脚平踩于地面,两腿分开,以获得较大的支持面和较好的稳定性。这时,只要牵他一只手,他可能将全部重心转移到另一条腿上,而另一条腿抬起,并向前迈步。

从站立到行走体现了一个静止到运动的变化。行走实际上是一个身体重心不断失去平衡,而又不断获得平衡的复杂过程。治疗师可站在患儿的背后,让其背部紧贴自己的身体,双手握住患儿上臂近腋窝处,然后慢慢向前迈步,用自己的腿推动患儿的腿行走,使他感到迈步运动。在学步训练时,要注意到纠正患儿髋、膝关节的屈曲,只有在髋、膝关节能充分伸展的情况下,才能保证患儿用全脚掌行走。步行训练中必须随时矫正异常的走路姿势、异常的肌张力。行走训练方法如下。

1.扶持走

对完全不会迈步的患儿尤其是软瘫患儿,治疗师可站在患儿身后,抓住双上肢,用治疗师双腿推动患儿腿迈步(图6-30A)。治疗师可扶住患儿腋部或牵他双手鼓励他迈步(图6-30B)。治疗师可握住一根木棒或圆环,让其抓住木棒或圆环学习走步。以后可让患儿自己扶持栏杆、平行杠、床沿、家具等物行走(图6-30C),或手推学步车、助行器等学步。

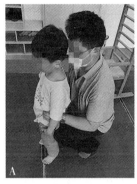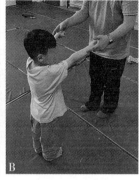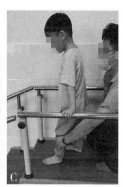

图6-30 行走训练

2. 独立走

如果患儿能脱离扶持,独立完成跨步站立动作,已掌握了重心由两条腿向一条腿转移的能力,具备了学习行走的条件。以后逐渐减少对患儿的扶持,直至独走为止。患儿能独走后注意行走速度及耐力,训练患儿走斜坡、平衡木或室外草坪、泥地及高低不平的路面走动。

脑瘫行走训练时要注意以下几点。

(1)对于不能提髋屈膝、腿强直的患儿:首先训练提髋屈膝来锻炼腿部的伸屈肌。在训练时,可在地上放置一些小障碍物鼓励患儿行走,并引导患儿腿用力抬高,避开障碍物,学会抬腿向前迈步。一般腿强直的患儿走路时两腿外展,所以一定要控制患儿的步宽,腿屈曲前抬。同时,针对患儿走路不稳,容易后仰摔跤的特点(胆量小),

治疗师要适当给予保护,给予患儿安全感,以免患儿惊吓、摔伤,造成其心理上的负担。同时应教给患儿安全的摔倒方法:摔倒时,身体向前方倒,用双手支撑,不要向后仰,激发患儿的自我保护意识。摔倒后不能站起来是常有的事,所以要教患儿掌握自己站起来的要领。先由原位到四爬位,双脚放平到蹲位,然后由蹲位激发患儿两腿用力,脚跟平放,头低下,臀部翘起,双臂掌握平衡,使患儿慢慢站起来,这样反复练习。

(2)对于行走时膝过伸的患儿:训练时应用双手控制他的膝过伸的状态,然后,以语言强化患儿向前行走。对于膝过伸的患儿应加强蹲起、提髋屈膝训练,来增强腿部的伸屈肌和腿部的肌容量,使患儿自己控制膝过伸。

(3)对于内收肌挛缩的患儿:可先训练患儿下肢外展或用脚向外踢球的方法来缓解内收肌过紧。练习行走时,治疗师可以双手拉着走,走时将一脚放在患儿两脚的中间,向前迈步。迈步时,治疗师的脚可直接纠正患儿的双脚交叉,或脚尖向内姿势,也可用膝部分开上抬以及侧行走。这些都能起到矫正剪刀步和缓解内收肌过紧的作用。

(4)对于徐动型的患儿:首先应以静制动,尽量控制患儿多动的频率。在训练时,这些脑瘫患儿由于走路时步幅不规范,步速快,难以控制,所以应首先固定患儿的脚,控制速度,指导患儿掌握两脚的步幅,一步一步地朝前走,同时应矫正不正常的用力及异常姿势,引发正常的运动模式。

当患儿会走后,下一步训练目标是走的距离加大、速度加快,能通过障碍物。训练过障碍物:应先从迈窄板开始训练,并慢慢地将板加高加宽,以后在台阶上扶着扶手进行上下练习等。在训练患儿行走中,可以在患儿的前面,每隔一段距离放置一些不同的小玩具,使患儿产生要很快得到玩具的欲望,而走得更快、更远,来提高患儿的速度,增加行走距离。每当患儿走到一个玩具跟前,要让他自己蹲下,拾起,再站起来,引导其前面还有很好的玩具,促使其继续行走,这样不仅可以增加患儿行走的兴趣,而且可以培养患儿应付和克服在生活中行走所遇到的一些困难。行走是平衡、协调、支配能力的综合体现。以上动作待患儿都能完成之后,再进一步训练患儿跑、跳、蹦等高难度动作。

## 第九节 蹲起训练

正常的儿童,由于能很好地协调头、躯干、髋部以及下肢的动作,所以他们蹲起轻而易举。而脑瘫患儿由于身体各部分的控制能力差,各种运动无法按自己的意愿协调产生。训练时先帮患儿四肢着地掌握平衡,然后扶持住膝部,对其进行不同方向的摇晃,让患儿交替抬起手。当患儿能独立蹲并做向前伸手的动作时,将双手扶持住患儿的膝,使其保持双足平放,进一步训练从蹲位站起。

# 第十节　上肢训练

上肢训练主要是肩、肘、腕关节的活动训练。

1. 肩关节活动受限

做被动牵拉运动。取仰卧位,治疗师一手握住患儿的上臂,另一手握住前臂,然后沿着身体的中线慢慢地向上举,并不断地用语言诱导:"胳膊用力向上抬。"直到接近同侧耳缘为止,一次可持续 6~10 分钟,或者一手握住手掌,另一手轻叩肩髃穴,并不断地用语言刺激"抬、抬、抬",直到抬举到最大限度为止(图 6-31)。

手法导引训练。取坐位,先让患儿受限的上肢放在治疗师的肩上。手臂不能抬高时,治疗师要蹲下来适应患臂所能抬高的位置,一手握住患儿的肘关节,拇指揉按曲池穴,另一手握住肩部,用语言暗示其放松;同时,治疗师要慢慢地直起身体,使患儿的肩部随肩部肌肉的放松,不知不觉地被抬高,直至肩关节不能再抬高时,可停止上抬动作。要反复做这个动作,并用节律性的语言诱导出患儿的自发性活动(图 6-32)。

2. 肩关节内收

取坐位,治疗师一手按压肩井穴,另一手握住患儿手部。治疗师的拇指与患儿的拇指交叉,使拇指呈外展状,手心向下,并用语言暗示用力握住治疗师的手,然后做小幅度地抖动。抖动时要使患儿的肩、肘、腕关节同时抖动起来,并反复做 1~5 分钟(图 6-33)。

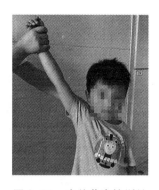 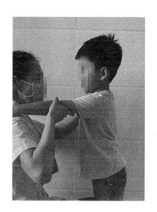

图6-31　肩关节牵拉训练　　　图6-32　手法引导训练

　　取坐位,患臂放于胸前,治疗师面对患儿,与患儿呈握手状,进行手顺时针和逆时针方向旋转肩、肘关节(如果不能完成,应多加帮助和牵引)。诱导肩关节活动时,取坐位,治疗师一手放在患儿肩关节做固定状,另一手握患儿的前臂,然后以肩峰为轴心,做大幅旋转运动,以增加肩关节的活动范围(图6-34)

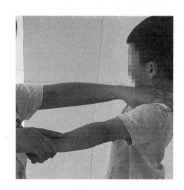 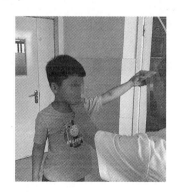

图6-33　肩关节抖动训练　　　图6-34　肩关节旋转训练

### 3.肘关节屈伸

治疗师一手握住患儿的曲池穴和尺泽穴,然后语言提示"伸伸、屈屈",并提示手臂用力,诱导出自发性伸屈动作。被动活动伸、屈法:先使前臂旋前,用摆抖法,用双手或单手握住患儿手臂,轻轻用力做小幅的上、下连续抖动,使关节周围肌肉放松,然后单手抓住腕部进行屈伸的练习(图6-35)。

取坐位,双脚平放地面,治疗师一手抓住患儿的肘部,固定肘关节,另一手握住患儿的手(两者拇指相扣),然后,把前臂旋后,向上推为屈,再向下拉为伸,反复练习。对肌张力高者、痉挛重者,要缓慢、均衡、有序的抑制患儿过度用力,因势利导患儿做出自发性的屈伸活动(图6-36)。

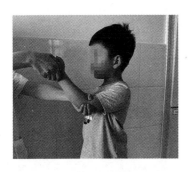
**图6-35 肘关节被动屈曲训练**

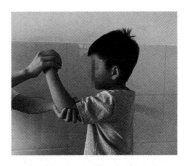
**图6-36 肘关节自发屈曲训练**

# 第十一节　腕关节活动训练

腕关节活动训练主要是背伸和掌屈的活动练习。训练时,训练员先做个示范,然后应不断地诱导患儿"手指伸直,手背用力向上抬",主动完成并掌握这一动作。然后再让患儿"手掌用力向下",引导患儿自发性地完成背屈这个动作。如果手指伸不直,先让患儿呈握拳状来完成背屈、掌屈,也可由治疗师扣握住患儿的手,使其拇指外展,腕关节被活动形成60°,进行掌屈、背屈运动,以达到腕关节动作灵活的目的(图6-37,图6-38)。

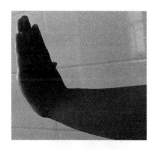
图6-37　背伸训练

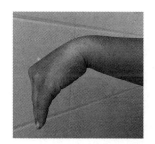
图6-38　掌屈训练

# 第十二节　手握拳矫正训练

对于长期握拳不能伸开的手:治疗师一手按住患儿的内关穴,用语言诱导患儿抓或按住患儿的外关穴,使患儿的手指张开,慢慢地把患儿手指分开,治疗师用手指在患儿的手掌上搓,接着平推伸指穴(由上往下),也可沿患儿的手指、前臂,最后到肘关节上下慢慢地来回搓,这种训练方法可通过治疗师的手掌、手指来刺激患儿的手及前臂的皮肤,导引患儿手掌伸展(图6-39)。也可用一些玩具,让患儿伸开手指去触摸,以此来引导患儿把手伸开。

训练方法:引导患儿慢慢地把紧握的手分开,然后放在身体前面,肘关节伸直,让患儿的手逐渐往上施加压力,保持均匀用力。在训练的同时,应不断地用玩具导引及提示各个部位用力,并告诉患儿这是什么玩具,然后引导患儿自己抓握,这样可以增强患儿对外界的识别能力,也可被动地把患儿的手屈曲或张开,然后松手,提示患儿手指自然松开。这一动作连续重做几次后,再引导患儿把手中握着的玩具扔掉,这样可以促使手指伸开(图6-40)。

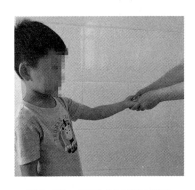

图6-39 握拳式手矫正训练

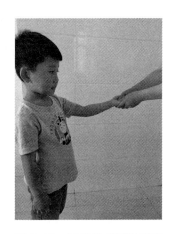

图6-40 手握拳式矫正训练

# 第十三节　抓物训练

训练时,可借用一些大小适中、轻重适当、容易抓握的玩具来让患儿完成。抓握时,诱导患儿五指伸开,均匀用力,抓握后慢慢放下,再拿起……同时诱导患儿怎样用力、抓放。抓握时,先让患儿手指屈曲,再用力抓握,放下时,尽量让手伸直,但也要提示患儿有时间感,用"一、二、三、四……"来促使其很快完成这个动作。并反复做此动作,以强化患儿的抓握能力(图6-41)。

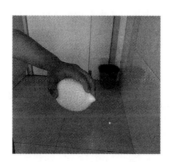

**图6-41　抓握训练**

当患儿抓握东西比较灵活后,再诱导其空手伸开、抓握,逐渐加快伸开、抓握的速度,以便使手抓握协调及灵活性提高。同时配合日常生活器具,引导出患儿自发性的手部功能。

# 第十四节　精细运动训练

精细运动,即手指功能与手的协调功能。从人体解剖学上说,手是由多块骨、多关节、多肌肉组成,但人手部功能之所以有别于其他动物,就在于人的大脑皮质的发达及对手部动作的控制,其实,所有的动作都是由运动大脑皮质所控制。细看运动大脑皮质示意图,会惊奇地发现:人体占绝大部分的躯干、四肢反映到大脑皮质上仅占了很小部分,而手部、拇指及手指的控制却占了很大部分。手不仅是运动器官,而且还是感觉器官、重量反映器官、行动诱发器及沟通工具,它对于每个人来说,无疑都是非常重要的。没有了手或手部受伤,功能活动受限时,都会给工作、学习、生活带来很大不便。教育学家陶行知说:"人生两大宝,双手与大脑。"即"心灵手巧",用来形容某些聪明能干的人心思灵敏、手艺精巧,并且把"心灵"看成是"手巧"的原因。但是从培养孩子的角度看,应该是"手巧"促"心灵"。苏联著名教育学家苏霍姆林斯基说:"儿童的智慧在手指尖上。"实践也证明,凡是动手能力强的人,其创造性也是比较好的。研究表明:手脑并用训练,是发展思维的良好手段,劳动促进智力发展。

## 一、小儿手指功能发育的规律

小儿手指功能的发育,也有一定的规律。首先是尺侧的动作发育,然后是桡侧,最后是手指功能的发育。取物时,先四指与掌心的对捏,然后是拇指与示指捏物。先以抓取为主,随后才有意识地松手。一般而言,小儿从 3 个月起开始出现一种手的不随意的抚摸动作,5 个月以后才出现带有一定随意动作。5 个手指有分工到半年以后才出现。手功能发育的年龄进程如下。

1 个月:两个手握拳,刺激后握得更紧。

2 个月:两手依然呈握拳状态,但紧张度逐渐降低。

3 个月:手能经常张开,将花棱棒放到其手中时能握住数秒钟。

4 个月:仰卧清醒状态时,两手能凑到一起在眼前玩弄着手指,称之为"注视手的动作",此种动作 6 个月后消失。

5 个月:能抓到一手距离之内的物体,持物用整个手掌去抓握。

6 个月:能握奶瓶,会玩自己的脚。当用一块深色手帕蒙住小儿脸时,他会用手指抓掉,按压一侧上肢时,会用另一手指将手帕扔掉,称为"蒙面试验"。分别按压两侧上肢,如一侧不能将手帕拉掉,提示有偏瘫的可能。

7 个月:会用一手触物,能自己拿饼干吃,玩积木时可以从一只手倒换到另一只手。

8~9 个月:拇指能与其他指相捏。

10 个月:可用示指去触物,能将手中物品放置在桌上。

11 个月:能用拇指和示指捏拿较小的物体。会将东西放入篮中,并拿出另外一个。

12 个月:能把玩具给别人,能握笔涂鸦。

12~15个月:不再把积木放入口中,能叠2~3块积木,喜欢把物品往地上扔。

2岁:可将6~7块积木搭成柱状不倒塌,会转动门把,旋转圆盘子,逐页翻书。

3岁:可将9~10块积木搭成柱状不倒塌,穿脱衣服不困难,能画一个圆和"十"字。

4岁:临摹正方形及简单的人的5个部位(如头、眼、口、鼻、耳)。

手功能发育的差异,个别小儿在3个月时可以随意握物,也有正常足月儿到6个月时还不会随意握物。同时智力水平与小儿手的操作技能也不一定相同。手的发育迟缓可能与智力低下有关。失明、严重肌张力低或增高,都会影响手的动作发育。

## 二、手动作的训练

小儿脑瘫由于病理类型不同,在临床表现上有不同的动作模式。例如,让患儿仰卧、坐位及站立,看他是否有抓握反射,手能否抓握,握拳及放手,能否双手放置胸前,拇示指能否对成环状,两手能否互相传递玩具,是否紧握拳头及拇指内放。有的患儿将肘部放在桌子上或坐位时总是握着拳头,伸屈动作笨拙;让他举一只手作挥手再见,他只会伸指稍屈,并同时张嘴,另一只手也举起来;让他举起双手,他会向后倾倒,还可抬起双脚等,分离功能差,这叫连带动作,不是由人的意念来支配的,没有应用的价值。

为了提高脑瘫患儿的生存能力,应加强手部功能的训练,是促其康复的重要一环,因肌肉活动时刺激了脑神经细胞,有助于大脑的发育,现将有关精细运动的康复训练叙述如下。

1. 对手的认识

当妈妈怀抱婴儿时,很自然地抚摸其小手掌,婴儿以抓握反射紧握妈妈的手指,之后,利用他的抓握反射,来拿一些玩具,双手伸开,去摸妈妈的脸,吃自己手指、脚趾等,认识自己身体及周围环境。①卧向痉挛较轻的一侧:头略微前倾,下肢向前弯曲,两肩关节尽量内收、双手互握,触摸自己的嘴、鼻尖、前额等,还可伸手抓握前面玩具。②仰卧位:除上动作外,还可用手指直指天花板,高举过头顶,再转到腹部。头上方悬吊一些玩具,让他做上、中、下为节律活动时尽量触摸到玩具,增添训练的兴趣。

2. 牵拉手臂

患儿取仰卧位,治疗师一手握住其肘部,另一手握住其手掌,使手腕、肘伸直上举、外旋,手超过头顶,肩、肘、腕、指关节充分伸展;再将患儿手掌放开,背屈、与手臂呈直角,并按压其掌,如此维持一定时间,运用摇、抖、拔、板、屈伸等活动肩、肘、腕、指各关节。动作缓和轻柔,逐渐达到关节的最大活动范围,以不使患儿明显疼痛为度。反复牵拉活动,使痉挛肌肉牵张反射转为抑制,痉挛肌肉松弛。对弛缓型患儿,治疗师提患肢以按压拿法加扣点,沿肌肉的纵向,自肩至腕、手指,刺激量稍重,每一刺激必然引起肌肉收缩隆起,使上肢肌力增强。

3. 掌指训练

（1）对掌：治疗师用掌心对合患儿掌心，另一手扶住患儿肘关节，使腕肘肩在同一直线上。然后，以掌心施加压力，使掌力直透肩背，但不使肘关节屈曲或过伸，维持一定时间后放开。

（2）并指：治疗师帮助患儿五指伸开，再并拢，维持一定时间后再松开，反复做此动作，同时纠正不恰当用力及异常姿势。

（3）对指：治疗师引导患儿拇指与示指末端对准，其余三指伸直松开，再用拇食两指捏比较轻的物质，反复做此动作。当患儿做好后，依次引导其余三指逐步完成对指动作。

（4）纠正拇指内收：施术者将手臂伸直外展，用手指轻揉患儿大鱼肌，并将其拇指用力向外展背屈，连续几次后，再诱导其拇指翘起，以牵拉法用力拉伸拇指，并助其上下摇动。把其余四指握住外展背屈，再诱导外展。反复锻炼，增加信息反馈。

4. 坐位训练

当脑瘫患儿坐时缺乏定性感觉。头、肩或腰是控制的关键。如图 6-42 所示：A 图为一坐在大人身上的徐动型患儿握住大人的手，大人先将其手臂平直地拉向自己，再快速推动使患儿体验到抓握感，同时增加他身体正常紧张感，保持头的稳定性，利于记住手伸出的动作；B 图为使患儿横坐大人身上，牢固地控制其上肢。先使其手臂内旋伸直贴近腰部，再将手放在膝上，之后令慢慢向前方移动身体，手随后放在膝上、足前、足旁，然后再恢复原来的位置。

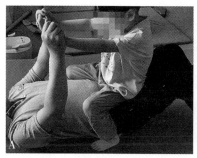
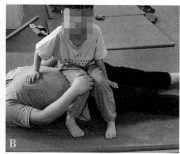

图6-42　徐动型患儿坐位训练

再如图6-43所示:A图为令痉挛型患儿一边伸手摸大人的面颊,同时训练他抬头和脊柱伸展。支持患儿胸部保持肩向前方。当患儿手臂前伸时,以另侧手臂支持体重,开始时大人给以支持。B图为令患儿足底紧贴地上,像骑马一样坐在大人身上。大人握其手腕,令患儿触摸自己的脸、耳、鼻、肩部,并用膝部带动给予支持。

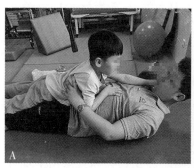
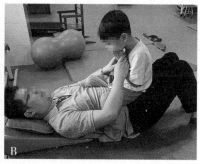

图6-43　痉挛型患儿坐位训练

在做这些运动时,可唱适当歌谣、儿歌,让患儿学一些简单的概念(如上下左右),进一步认识身体部分,如头、脸、手、足等,是很必要的。

5. 手指控制的训练

(1)控制手指触觉活动。如用布或刷子来摩擦手或手臂及每个手指,使每一手指能更好地控制本体感觉活动;将每只手指插入黏土中,拉开黏土;用橡皮筋分别套在每个手指与拇指间;让患儿把橡皮筋撑开。

(2)分开手指和控制特殊活动。如用拇指和其他手指捡起小豆子、珠子后放入开口瓶中;用每个手指使用不同的颜色来印指印;用手指弹球、按琴键、练习扣扣子、拉拉链等。

(3)玩具训练。适用于幼儿园、小学低年级的儿童,从简单的动作,如抓、握、放下、抓到的东西拿到远处等开始,以后逐渐用双手按顺序训练。

(4)以游戏方式训练手指。根据眼睛的观察,大脑支配与调节,有目的地做一些精确度相对较高动作。可以采取简单又符合孩子特性,有趣游戏来训练。①堆积木:让患儿将积木一块一块向上摆,并且松手不倒下,可练习拇指张开抓握以及手眼协调能力。②剪纸:使用剪子剪各种人物、动物、衣服,并可再行粘贴,训练手指的灵活性。③插空游戏:用木板钻许多小孔,用跳棋子、塑料棒插入空洞来玩,训练拇指捏拿动作。④推沙袋:把沙袋缝制成如猫、狗、熊等动物形状,让患儿推动,可训练其肩关节前伸,手掌推动力和肘的伸展动作。

⑤套圈:患儿抛出竹圈或塑料圈时,可活动肩、肘、练习握持及突然放手动作,改善手眼协调和反射的投掷动作。⑥单个示指:日常生活中所见的,如屋内灯的开关、电视机开关及遥控器、收音机、录音机按键等。只要能引起患儿兴趣,可以帮他把其他手指收起来,用示指去玩、去按,反复训练几次后,逐渐独立完成这个动作。家长可因陋就简,将现有材料设计一些简易玩具来训练患儿发展精细动作。

偏瘫手的训练:训练使用双手,在使用健手时以患手辅助。当俯卧位用两手向前伸,还可做四肢爬位,然后提起两足做倒立姿势,练习双手支撑,能两手伸出时再给一些用双手玩的玩具玩。

脑瘫患儿自己能完成的,一定强化他独自去做,养成爱劳动、勤用手的习惯。随着年龄的增长,加强的康复训练、手的功能会日趋完善。

# 第十五节　平衡训练

在日常生活中,几乎所有运动都包含躯干调整和重心平衡能力,因此,对脑瘫患儿进行平衡训练是极其重要的。①平衡板:利用平衡板进行训练,根据患儿情况,让他站在板上、跪在板上或坐在板上,当摇晃平衡板时,患儿通过调节自己头部、躯干及四肢姿势和位置而不倒下(图6-44)。②充气球:国外常用橡皮球制作一种充气球(Bobath球),专供脑瘫患儿训练用。球体直径30～100 cm不等。训练时家长要抓握孩子双髋部或大腿,防止其滑跌(图6-45)。

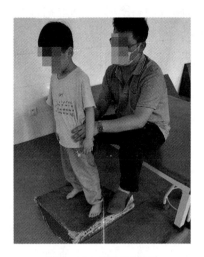

图 6-44　平衡板训练

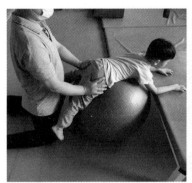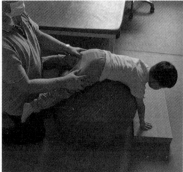

图 6-45　Bobath 球训练

# 第十六节　医疗体操训练

## 一、重症患儿的医疗体操

按 Bobath 疗法原理,指导脑瘫患儿在家长的扶持下进行主动或被动的医疗体操,可促进脑瘫患儿姿势的改变及产生有效的反应。此法也可在福利院和一般治疗医院应用。适应证:①重症儿四肢、躯干挛缩强者;②强烈躯干后弯者;③不能随意运动者;④缺乏自发运动,有脊柱侧弯、髋关节屈曲变形者;⑤完成坐位、立位等可能的患儿。一天一次,一次 15 分钟。同时可以 2 次/周进行其他功能训练。长时间坚持锻炼可以使患儿体位变换容易、衣服穿脱顺利,患儿对移动变得积极,坐位姿势变得容易。体操大致可分为头部、上肢操,以及躯干、下肢操两部分,治疗中可以按患儿具体情况选择加减。

1. 头部、上肢操

(1)将患儿放置在协助者膝上,慢慢地摇动着向上按两肩,达到患儿仰卧视脐的姿势。

(2)向侧方伸展两上肢,再向上方抬举。

(3)两上肢从体侧直接向上方抬举。

(4)两上肢抬举起,后支持肩到腋窝部分向侧方翻转。以上②~④向左右各做 5 次。

2.躯干、下肢操

(1)使患儿呈立位,向左右慢慢侧向倾斜,各5次。

(2)患儿立位,协助者用膝挟住下肢,用手以下方抬腰,向左右摇晃,并向上抬5次。

(3)下肢做交叉的屈伸后,固定一侧大腿部,再持另侧膝部,慢慢地充分屈曲髋、膝关节,左右各5次。对角弓反张强的患儿可抬起膝向上屈体成圆形姿势,之后按着一条腿慢慢伸放另一条腿。

## 二、其他医疗体操

1.上肢操(被动、主动运动)

预备姿势:仰卧位,治疗师面对患儿,双手展开自患儿肩胸向下至足踝轻轻按压1~2次,再将拇指放患儿掌心,将双臂放在体侧。

第一节,扩胸运动;第二节,伸展运动;第三节,屈肘运动;第四节,环转运动。适用范围:上肢关节活动受限的脑瘫患儿。

2.下肢操

仰卧位,双下肢伸展,施术者双手握患儿双踝。

第一节,屈膝屈髋运动;第二节,双髋外展运动;第三节,髋内外旋运动;第四节,伸膝运动;第五节,牵踝、摇踝运动;第六节,屈伸踝运动。适用范围:各型脑瘫患儿的下肢运动障碍。

# 第十七节　特殊感觉训练

## 一、视觉训练

1. 视觉训练的意义

眼为智慧之窗,视力是人类最为重要的感觉功能之一。对于脑瘫患儿视觉有着某些独特的作用。进行视觉训练的目的如下。

(1)改善或补偿视觉缺陷。视觉缺陷是脑瘫患儿伴发的问题之一。通过各种训练,手触觉反馈练习等,有助于纠正视觉缺陷。

(2)使患儿充分利用视觉代偿其他各种感觉缺陷,提高对外部环境的感知能力。如训练孩子通过观察水蒸气的多少来代替手感知水温的高低,在马路上以眼代耳感知汽车的临近等。

2. 训练内容

(1)视觉灵敏度训练,对物体的快速辨认等。

(2)形状知觉,辨认常用物体的不同形状、大小、高矮等。

(3)距离知觉,如目测物体的远近、大小、两物体间的距离等。

(4)空间视觉定向,如对物体上方左右的认识,对自身前后左右的认识等。

(5)颜色辨别,认识和辨别各种不同颜色。

(6)视觉追踪搜寻和视觉记忆,追寻移动着的人和物体、记忆看过的物品及其颜色等。

3. 训练器材

（1）一操作就会的游戏器材，如电动玩具等，对训练注视和追视能力有良好效果。

（2）色彩鲜艳的游戏器材，如彩球、彩色图板等。

（3）带有指灯的游戏器材，当儿童操作正确或错误时，可给予不同颜色的指示。

（4）拼板、拼图和辨别大小的器材等。

（5）电子计算机，利用特别编制的视觉训练软件包进行各种视觉训练。

采用"明暗刺激法"治疗脑瘫伴失明，具体方法：由家长自制一个35 cm×45 cm×35 cm 的木箱，内装一枚 100 瓦灯泡，另接一个电源，末端装开关一个，箱的前面开一条形孔，开孔的位置高低，按患儿正面坐位其眼睛的位置为准孔的大大小，按患儿双眼的长度为准，长孔约 8 cm×1.5 cm。由家长抱着患儿，将患儿的双眼靠近箱的长孔，然后开灯照双眼，一天三次，每开灯 15 秒，停 1～2 分钟，反复 5 次。26 例患儿经治后均复明，均有视力，有光反射及追随运动。26 例患失明的时间不等，69.2% 在半年内复明，所用最长时间是一年半。

## 二、听觉训练

1. 训练内容

（1）让儿童留意声音的存在和有声与无声的状态。例如可在儿童面前敲一面小鼓，然后以身体的动作或语言向他表示"听到了"，然后不断重复这一行为,让儿童把鼓和敲声结合起来。也可以用其他的器具如乐器等进行该项活动,使儿童获得各种声音的体验。经过一段时间后,可要求儿童在听到声音后,做出某种动作或表示。

(2)分辨不同的声音,如不同物体发出的声音,不同的人发出的声音等。

(3)声音的定位,分辨不同方向的声音,听辨声源的距离等。

(4)进行言语和语言方面的训练,对词、词组的理解,对句子或长段叙述的理解等。

2.训练器材

(1)简单操作就能发出声音的打击乐器,如大鼓、爵士鼓、铜锣等。

(2)各种键盘电子乐器,可帮助儿童理解手的敲击与发声之间的因果关系,如电子琴、钢琴等。

(3)吹奏乐器,如笛子、箫、唢呐、口琴等。

(4)弦乐器,如大、小提琴及吉他等。

(5)自然的声音,如摩擦音、物体碰撞音等。

# 第七章　语言障碍的矫治

## 第一节　语言的发育

在会说话以前，小儿有许多方式表达自己的要求与感情，如啼哭、微笑，偎依在大人身旁、皱眉、噘嘴、把人推开，用手指自己想要的东西或把母亲的手拉到自己要的东西附近，还可用大声笑、发脾气等方式来表达。

5～6周的小儿能发出除哭以外的声音，有些小儿可能再晚一些，开始时大多是一些元音，偶尔有少数辅音。

12～16周时，高兴时会大叫，当母亲与他说话时，他也会"呀呀"作答，16周后可发出辅音m、k、g、d、b。

约7个月，能发"ba""da"等音节。

约8个月，能发"ba-ba""da-da"等两个连续的音，可利用发音来引起人们对他的注意。

约10个月，能理解"不"，大人说"再见"时会摆手。

约12个月，几乎均能说2～3个新字。

约15个月，说出一些别人难懂的"话"，到1岁半时能说出几个有意义的词。

21～24 个月,可说出 2～3 个字的短语,会用"你""他"等代词。

2～3 岁,咬字不清楚,有时会有口吃,到 3 岁时说话就正常了。

4～5 岁,对一般说话能全听懂并能正确答话。

会说话的时间每个小儿不大相同,有些小儿 8 个月就开始说单词,不到 1 周岁能说简单的句子,也有小儿智力正常,3～4 岁才会说话,个别小儿 5 岁才会说话,女孩子说话比男孩早些。

# 第二节　语言的概念

语言是人类思想与感情的信号化(口语)和符号化(书面语),用来与他人传递信息、交流情感的一种沟通工具。语言是思维的基础,作为人脑的第二信号系统的活动,又是人类从本质上区别于其他动物的一个重要特征,语言丰富,能使人的思维灵活。掌握丰富的词汇,正确理解语言的内容,是早期教育的基础。

语言是由形式、内容和功用三要素组成。语言的形式包括音段和超音段,音段指语音、单韵、构词、语汇及语法;超音段是说话的速率、语调、嗓音以及流畅度。语言内容指语汇所代表的知识,即物品与事件的要领之事与物之关系。语言的功用指沟通功能、对话技巧等,沟通功能如生活要求、社会交往等。语言中要素的理解表达,是沟通能力的基础,也是儿童语言沟通发展的目标,其顺序为:发声游戏、语调练习→仿说单词、双词→扩展语汇的量与质→增进语法、语用能力→使用完整的句自由表达→回答复杂的问题→能描述整个事情的经过。

语言的发育受智力、生理、环境因素的影响。小儿通过一看、二听、三模仿的有机结合来学习语言。因此,需要父母创造一个良好的语言环境,提高其智力水平,纠正发音器官功能障碍。父母是孩子启蒙教师,教育的如何决定着儿童语言发展的进展快慢。

约有3/4的脑瘫患儿表现有不同程度的语言障碍,因此严重地影响患儿语言交流、感情交流、日常生活与学习,所以语言训练是不能忽视的重要课题。

## 第三节　语言障碍及影响语言发育的因素

### 一、语言障碍

脑瘫患儿所表现的语言障碍比较复杂,但总起来说是指组成语言行为的听、说、读、写四个方面的障碍。由于病因不同,症状不同、大体可分为说话异常及语言缺陷等。

1. 说话异常

所谓说话异常,即会说但说不好,表现为咬字不清、省略音、替代音、赘加音、歪曲音等。

(1)构音异常:①构音器官缺陷;②动作协调障碍;③口腔灵敏度差;④听力障碍;⑤智力低下;⑥环境影响。

（2）声音异常：①音调异常；②音量异常；③音质异常。

（3）节律异常：由于喉头肌与横膈不协调，呼吸不通畅，造成说话不流畅、口吃等。

2. 语言缺陷

所谓语言缺陷，是指：①语言发育迟缓，表现为语汇少，说话幼稚，或只说语首或语尾音，或替代、省略、颠倒，混淆不清，令人费解；②语言能力丧失，语言中枢受损，完全丧失语言能力，称为"语言困难"；③接受性语言缺陷，耳聋，视力障碍，无法通过视听接受语言信号；④表达性语言缺陷，由于对语言理解有问题，注意力涣散、记忆力缺陷，在交流中难以正确表达意愿。

## 二、影响语言发育的因素

1. 生理因素

（1）发声器官异常：如上腭裂、兔唇、牙齿咬合不良、缺牙，舌系带缺陷、声带长结节、口腔结构畸形等，均会影响发声。

（2）运动障碍：因口腔、咽喉等的运动功能失控，使发声产生困难。

（3）脑部病变：语言中枢受损致使失语。

（4）听觉异常。

2. 智力因素

（1）心理因素。如性格内向、畏缩羞耻的患儿，沉默寡言、不愿动口；性格急躁、冲动任性患儿，因说话过于快速而含糊不清；情绪压抑、焦虑、恐惧的患儿,易出现口吃或自闭症。

(2)智力不足。低智儿多出现理解性或表达性语言缺陷。

3.环境因素

语言是后天环境模仿学来的,家庭环境、社会环境对孩子的语言发育至关重要。脑瘫患儿因肢体不能自由,活动范围受限,与人接触机会少,缺乏必要的语言训练和足够的信息输入,使患儿丧失模仿学习语言机会,不利于语言发展。

# 第四节 语言训练的重要性及要点

## 一、语言训练重要性

语言障碍的诊断、矫治与补救教育,是小儿脑瘫全面综合康复措施的重要课题。家庭是小儿学习语言的自然场所,父母与孩子朝夕相处,接触密切,是最早的启蒙老师。在双亲的关怀下,不仅可以一对一地个别教学,而且不受时间与空间的限制。尤其在关键性学前阶段,若能及早给予各种基础训练,可达到事半功倍的效果。首先要求有宽敞、安静、光线充足、适合儿童心理的专门房间。根据患儿的评估结果,制定语言训练的长期目标与短期目标,按照语言发育规律制订治疗方案,每日一次,每次 30~60 分钟,训练时间应该在患儿睡醒后 1 小时,饭后 30 分钟进行,因这时患儿完全清醒,又在非饥饿的状态下,容易接受,配合治疗,要求训练人员与患儿一对一进行,训练用具颜色要新鲜,也可放些玩具,以引起患儿兴趣,易接受治疗。在训练中要注意孩子的反应,每次课题不可过多,循序渐进,以达到治疗目的。

语言是一种能力,不培养就得不到发展。父母多履行语言家庭教师的职责,要不失时机地和孩子多交谈说话,碰到什么讲什么,不要担心孩子听不懂,不理解,没反应。小儿身上蕴藏着接受信息的极大潜力,你教过他的话在以后的某一天他会突然说出来,让大人很吃惊,这就是"延期模仿"现象。只要善于开发引导,多看、多听、多教,功到自然成。

## 二、语言训练的要点

### 1. 保持正确姿势

在患儿具有头部躯干控制能力基础上,开始语言训练。首先让其坐稳,保持头部正中位,牵其两手使其注意力集中,家长面对患儿的眼睛,双方对视交谈,一定要保持同一高度水平,有利于发音及看清楚口形与表情。

### 2. 鼓励发音及说话

家长不要因多与患儿讲话得不到回应而丧失信心,不管他懂或不懂,家庭成员利用各种机会跟他说话,可以引起学习语言兴趣。有些患儿发不出声音,当家长看到面部有表情口唇颤动的样子时,应及时点头示意,以表赞扬。还有些患儿发音困难,当他哭或笑时,可以用挠痒痒的方式让他笑出来。家长学动物叫声或汽车叫声或拍手唱歌来逗引孩子，一旦有发声反应，家长可拥抱、接吻来鼓励。当患儿唇、口、舌等动作不协调时，可用下颌控制法，以拇指按压其下颌，示中指分别施压于下巴的前方及下面，然后让患儿发出"啊"音，若患儿接着发"啊"音时，用手控制他的嘴唇一张一闭，可发出"啊呜"等音。如孩子发声时，要马上与其对话答应。即使说不成句，也应点头示意。反复施教，要多表扬与夸奖。利用孩子的要求与欲望，鼓励其发音及讲话的积极性。

3. 一步到位

不要使用儿化语言，否则日后还要费力加以纠正。不如教其掌握正规语言，不然可造成语言贫乏，影响其人际交往能力。教患儿说话、计算时，一定要与实物联系，使他在理解中学习语言，在学习语言的同时理解语言。

4. 持之以恒

语言康复是长期而艰苦的，家长要有极大的耐心与毅力，教育训练要持之以恒，这样才能有所收获。

# 第五节　语言训练方法

语言训练的目的是为了提高患儿的语言表达能力及理解能力，恢复患儿的交际能力。根据病因可做如下训练。

## 一、构音障碍的训练

构音障碍又称运动性构音障碍,指与发声语言有关的呼吸器官、喉头、口腔、下颌、舌、口唇等功能障碍,所以语言障碍的治疗就应该是运动性构音障碍的训练。构音障碍治疗可以改善脑瘫患儿口、舌、唇、下颌的运动和控制能力,解决流涎、吞咽、咀嚼困难的问题,还提高了其言语清晰度和发音能力。构音障碍的严重程度和脑瘫类型有关,不随意运动型、共济失调型和痉挛型四肢瘫构音障碍发生率高,其次是痉挛型双瘫,偏瘫,40% 右侧偏瘫有轻度构音障碍。年龄越小发音器官运动功能障碍矫治效果越好,随着年龄的增长,疗效会逐渐降低。

1. 放松疗法

脑瘫患儿想要说话时,往往由于肌肉紧张而引起发音困难,手足徐动型的脑瘫患儿表现得最明显,所以放松疗法的目的就是降低与语言发音有关肌肉的紧张性,消除全身的过度紧张状态,使不随意肌松弛,利于呼吸及发音。①头、颈、肩部放松:头下垂再缓慢后伸使头部肌肉放松;转颈,顺时针与逆时针转颈使肌肉放松;上、下唇紧闭与张开,上、下颌左右移动;耸肩 10 次,使肩部肌肉放松。②上肢放松:双臂向前水平伸直。

2. 呼吸训练

正确的发声和构音,必须靠呼吸做动力,当形成一定的气流压力时,才可以发声,所以做到语言训练必须先做呼吸训练,脑瘫患儿只单独进行语言训练,必须与理学疗法师,作业疗法师共同进行综合训练治疗,患儿的全身机能得到改善,呼吸肌也相应得到改善。

3.发音器官的运动训练(又称发声的基础训练)

因为发声与构音必须通过口唇、下颌、软腭、舌等处肌肉的协调运动,通过这些部位的动作,改变声道的形状,发生共鸣而产生声音,而脑瘫患儿是因这些部位肌肉运动的协调障碍,使口唇不能正常闭合,左右偏移,舌与上腭运动障碍,为了正确的发音,必须对发音器官进行发声的基础训练。

(1)口唇与下颌的运动训练。脑瘫患儿下颌运动障碍,口唇难以正常的开闭,因而也就无法构音,可以用以下方法刺激下颌及口唇周围的肌群,使之收缩而达到口唇闭合的目的。

对智力较好的患儿可以用语言指示做张口、闭口、噘嘴、露齿、咧嘴、圆唇、鼓腮、吮颊、微笑的动作,反复进行,直到其熟练为止。

用压舌板刺激:当患儿张口不闭合时,可用压舌板伸入患儿的口腔内稍加压力,当向外拉压舌板时,患儿出现闭唇动作,防止压舌板被拉出。

冰块刺激法:可用冰块在口唇或口唇周围进行摩擦,用冷刺激促进口唇闭合,张口连续动作。

毛刷法:用软毛刷在口唇及口唇周围快速地以每秒5次的速度刺激局部皮肤,也可以起到闭唇的作用。

拍打下颌法:用手拍打下颌及下颌关节附近的皮肤,可促进口唇闭合。训练人员一手放在患儿头部上方,一手放在下颌处,用力帮助患儿的下颌动作,促进下颌上抬,促进口唇闭合动作。用吸管回吸,用奶嘴吸吮,在口中放上食物,都可促进口唇的闭合运动。利用吹气泡,吹羽毛,大的患儿照着镜子,吹泡泡糖,都可以取得好的效果。双唇的训练要坚持下去,口唇与下颌的协调动作,是为发音打下初步基础。

(2)舌运动的训练。舌运动包括舌的前伸和后缩,舌上举舐上腭,向后卷舌,以及舌的两侧运动,可分三个阶段:①舌与口唇的协调阶段,利用嘴嚼运动,吸吮动作,使舌与口唇动作协调,增加舌的搅拌动作。②舌向前伸阶段,使患儿张开口,用食物或玩具或小勺放在口唇前方,使患儿出现舌伸出舐物的动作,并能自行控制。③舌向前、后、左、右动作阶段,可用小玩具拴上线放在口腔内,患儿则出现用舌搅动,向前、后、左、右的动作,或用糖果引诱,患儿出现伸舌舐糖的动作。也可用压舌板压舌尖,使患儿舌尖用力上抬等,对舌的运动有促进作用。

(3)改善口腔感觉。脑瘫患儿因运动功能障碍,口腔的感觉功能障碍,不能辨别口内物体的形态,所以要改善口腔的感觉,常用不同形状、不同硬度的物体在口腔内进行刺激,使之获得感觉的经验。家长可用洗净的手指在患儿口腔内进行牙龈、两颊、舌等部位的按摩,这对于调动口唇、舌、软腭的动作十分有利。

(4)对手足徐动型脑瘫伴有不随意运动。利用拮抗肌互相抵抗作用调节其相互平衡,如对舌的上下运动使之稳定时,要让患儿伸舌,用压舌板向上抬舌和向下压舌,给舌肌以交替抵抗作用,使舌主动肌与拮抗肌平衡,使舌运动稳定。让患儿做噘嘴和咧嘴的动作,家长可用手指轻触口唇或用手指轻触患儿两颊,这样可以抑制其不随意运动,缓解口唇口角的抽动。

4. 构音训练

当前最常用的构音训练法,指导者用手指及压舌板对患儿的构音器官进行被动活动,进行各种构音试验,直到发出预想的音为止,配合患儿的视听功能效果更好,逐渐从单音节、单词、句子过渡到短文。

(1)发声训练。先发双唇音"p,b,m"发双唇音时,患儿通过视用,听着指导者发出的音,用眼睛看着他发音的口形,反复模仿,练习口唇张开闭合动作,要求3~4次/秒以上。其次进行软腭音"k,g"的训练,要求舌头不触及上腭,进行发音训练,患儿采用仰卧位,两腿向胸部屈曲,稍后仰或坐在有靠背的椅子上,头稍仰,躯干稍后倾,指导者用指腹轻压舌根或用压舌板限制舌尖触及上腭或手指轻压下颌处,同时鼓励患儿发音,当手指或压舌板从舌根拿出时则发出"k"音。进行齿音、舌齿音"i,d,n"的训练,采用患儿仰卧位,四肢伸展,指导者托起患儿头部,略向前屈;或取俯卧位,双肘支撑,使头部前屈或与躯干呈一条直线;或患儿坐位,两手支撑躯干,头略向前屈。指导者发音的同时令患儿模仿,或用手指固定舌,然后发音训练,当呼吸经过鼻腔时发出"n"音。发音训练从双唇音开始,如"p,b,n",再与元音结合,形成"pa,ba,ma",最后是元音、辅音、元音结合形成 a-pa,a-ba,a-ma 等,逐渐过渡到单词与句子。

（2）持续发音训练。进行此训练时吸一口气，尽可能延长发音时间，由单个元音过渡到 2～3 个元音，逐渐增加，反复练习，持续发音。要求患儿做鼓腮、吹气、吸气、呼气的动作，对发音很有帮助。

（3）克服鼻音的训练。脑瘫患儿由于软腭运动减弱，发音的咽都不能闭合，将非鼻音发成鼻音，明显影响语言清晰度。所以对脑瘫患儿必须做克服鼻音化的训练。方法是引导气流通过口腔，如吹笛子、吹小喇叭、吹纸条、吹小风车等，所吹之物由小到大，由轻到重，能使吸管喝水，做吞咽口水的动作时，即可进行发声训练。在音乐的韵律配合下，以游戏的形式模仿小动物发声（唧唧、嘎嘎、喵喵、汪汪、呱呱等）训练，喊患儿的名字、父亲的名字、身体各部位的名称、常用物品的名称。

（4）控制音量、音调与韵律。脑瘫患儿由于运动性构音障碍，发音的音量小、音调低、没有轻重音变化，缺少抑扬顿挫的变化，必须训练患儿控制音量，变化音量。如由小到大，由大变小，一大一小交替进行，扩大音调范围，从低、中、高三种不同的音调进行训练。还可用声控玩具、电子琴、钢琴等配合训练，调节音量及音调。

5. 家庭语言训练的方法

语言训练主要是对语言理解能力和语言表达能力的训练。

（1）走向社会，增加交流，扩大生活面。语言的发育，听觉感受器、大脑神系统的语言中枢、发音器官，是内在的生理基础；语言环境是不可缺少的外部条件。只有在社会交往中，患儿与其他社会成员的密切接触交流，才能逐渐理解语言，从而模仿发音，最后正确运用语言表达认识、思想与情感。有些家长认为患儿肢体不灵活,不愿到人多的场合,怕别人问这问那不好回答,引起伤心、丢面子,只好把他们关在家中"藏起来",不准外出。由于缺少语言环境,他们的语言发展更缓慢。而且,会形成孤独、内向的性格,更害怕与别人交往,形成恶性循环,使语言发展受到很大限制。因此,家长要多带脑瘫患儿参与社会生活,扩大生活领域,进行社会交往及劳动,学习运用语言。

(2)场景示教,以助理解家长有意识地引导患儿把声音与眼前的事物联系起来。例如,苹果、梨、枣,先让患儿看,然后让他看着你的发音、口形进行发音,之后叫他品尝味道,在心里留下印象。日常生活中一有机会,应把各种物品随时示教带读,让其摸摸、看看。一般来说,每一种物品每次带读 5~10 次,带读时,每次发音应有一定时间隔,好让患儿有时间模仿发音。要每天重复多次,坚持下去,直到其牢固掌握为止。

(3)看图讲故事,启发思维。利用图画书,首先选用情节简单色彩鲜艳的图画书,一边给他看,一边讲解给他听。讲解尽量详细,例如,画面上有许多动物,这时,先把动物的名称讲一遍,然后,再讲他们在干什么,讲完故事后,让他看看图画书把故事复述一遍,有困难的地方给予帮助。

(4)朗读训练,看、听、说结合。小儿学习语言的主要手段是看、听、说三结合,三者互相联系,互相促进。从听觉到视觉入手,创造一个看、听、说的语言环境,三者同步进行,依靠家长的不断努力,帮助患儿朗读一些诗歌,如儿歌、散文等,是培养患儿语言能力的一种科学有效的方法。

6. 代替语言交流方法

很多脑瘫患儿有理解语言的能力,但是由于某种原因,说的话无法使人听明白或者自己不能说话,因而无法与人交流。因此一些学者设计出很多代替语言的交流方法,那就是语言交流辅助系统,给脑瘫患儿带来很大的方便。

交流辅助系统的种类很多,如图片和词板,通过图片与词板的内容表达患儿的意愿和感情。交流袖珍便于携带,可以合成语言,也可以发声,非常方便。由奥地利学者布利斯(Karl Blitz)创造的布利斯符号系统很有实用性,很像中国古代的象形文字,其形象图形、尺寸、位置、方向、空间,指示点不断变化来表示不同的意思,这些象形文字,大约有 2 500 个词汇(图 7-1)。

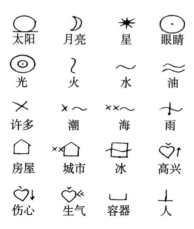

图 7-1　布利斯符号系统部分词汇

（1）象形性。用形状来表示意思，便于记忆便于了解，如：

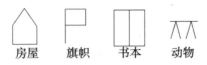

（2）任意性。任意选择，稍抽象，如：

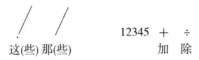

（3）表意性。从逻辑上表达意思，如：

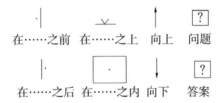

（4）复合性。一组符号组合在一起表达一个意思，如：

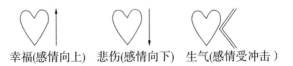

不论哪种语言辅助交流系统，在训练时都必须根据语言发育的规律，与患儿的水平接近才是目的。然后再根据患儿的情况逐渐提高语言训练水平，增加交流内容。训练中根据患儿障碍的程度与部

位,选择一定的操作方法,如用手、用脚、用眼、用下颌等选择指示方法,称为眼指示、手指示等。用各种可能的方法选择交流系统的交流内容,熟练之后,再逐渐增加词汇量。

该系统词汇丰富,智龄达 3 岁即可学习这套符号语。开始让脑瘫患儿学习与生活有关词,如食物、玩具、冷、热等。可以将学会的符号写在硬纸片上,放在桌上。随着学会词汇的增多,将词汇卡片按词类性质,有规律地贴在交流板上,患儿用手指指出某些卡片,表达用意。若患儿上肢功能差,可将符号卡片编上号码,号码贴在卡片边上,在其手臂能及的地方标有 0~9 数字卡片,如患儿想表达 15 号片的意图,他先用手指数字卡片 1,再指数字卡片 5 表示;若患儿上肢没有功能,可将卡片分别涂上不同颜色并编号,有规则地排列在交流板上,于交流板的四周边缘贴上相应的色彩及号码,患儿应用时用眼神表示他要指的符号卡片为何种颜色的第几号。

语言师根据该系统的原则或启示,自己设计出适合当地切合实际的语言交流板,便于脑瘫患儿进行语言交流。

## 二、语言发育缓慢的训练

1.语言水平落后这类患儿占脑瘫患者的大多数,表达语言水平落后,符号理解障碍、表达障碍,所以要加强训练。

2.语言符号障碍训练的目的是通过各种语言符号、手势、儿语使患儿掌握语言符号,建立人际交流的基础,再做理解符号的训练。

3.语言表达障碍患儿不能用语言表意愿,训练时与理解能力相配合,有手势语、语言的实地训练,以获得表达语言能力。

4. 语言交流障碍这些患儿可理解语言符号,有一定表达能力,但有交流态度障碍,性格孤僻、怕人、不能与人交流,要重点在训练交流态度上下功夫。

5. 不随意运动型脑瘫理解明显好于表达,口运动障碍影响其口语表达。

## 三、其他方面

语言训练除了构音障碍及语言迟缓的康复治疗外,还应注意以下方面。

1. 发声的体位与时间

因脑瘫患儿常有躯干稳定性差,不能很好地独坐而影响发声。一般认为俯卧或侧卧位利于发声,如坐位时定要有稳定的环境,躯干左右对称。若是全身伸展姿势的患儿,训练时使髋关节、膝关节在屈曲的状态下,抱着患儿或使他呈坐位训练发声,效果更好。多数学者认为发声时间早晨或上午比下午及晚上效果好,同时周围的气氛一定要安静。

2. 发声训练与进食动作同步进行

在进食时口腔内的嘴嚼活动,舌的搅拌运动对发音有利。

3. 鼓励患儿发音

树立信心,多创造发音的环境及机会,例如,在一日生活中,如洗脸、穿衣、进食时,可用不同的图片给患儿看,并同时发音让其重复,指出时间、方向、地点、数量，区分大小、多少、高低、上下、左右、轻重的关系，充分利用患儿的视觉，听觉功能，并让患儿在幼儿园或小朋友多的地方，有使用语言的机会，促进智力发育。

4. 提问法

经常给患儿提问题，让他理解后做出反应，如简单地回答只让患儿说"是"或"不是"，或做点头、摇头的示意。

5. 引申方法

以患儿接受能力，可让他说一个字，扩大引申成一个完整的话，若当患儿会说"我"字时，可引导患儿引申成"我要吃饭"这个完整的话。

6. 必要的提示

常用示范动作，如拿一个苹果，说出名字，让患儿跟着学习苹果的发音，给他尝一口，体会苹果的味道实物物感。指导者拿出图片，患儿看到后可以发出苹果的声音，并会说自己的名字、父母的名字。

7. 身体语言

即通过目光与眼神、表情、动作来教育患儿。

（1）目光与眼神。当家长与孩子谈话时，给予关注的目光与对视，表示对讲话的内容很有兴趣，很重视。要让孩子懂得与别人说话时目光注视对方表示一种礼貌。与此同时，让孩子逐渐了解到严峻的、慈爱的、赞赏的目光之区别，意识到不同的目光与自己行为的关系。以后逐渐模仿，应用这些目光与眼神来对待周围的人。

（2）表情。人的表情在脸部。微笑表示赞许，安慰与鼓励；冷漠、呆板、紧绷着脸,表示不满和否定。当孩子表现良好时,家长采用前者;出现错误行为时,用后者。家长平时的表情,不可喜怒无常,否则孩子捉摸不透家长的意图。

(3)动作。家长点头与拍手,表示赞同;摇头与摇手,表示反对。伸出大拇指,表示赞扬与庆贺;伸出小拇指,说明失望与差劲。抚摸孩子的头、亲吻孩子的脸、拍拍孩子的肩,均表示对孩子爱抚与关怀之情,这种无声的语言非常分明地表达了一个人的情感。

8. 其他方法

(1)小组言语训练。能达到一对一的效果,同时能充分调动患儿学习语言的积极性及竞争意识,改善患儿社交能力。

(2)神经肌肉电刺激。改善流涎、吞咽功能,显著增强发音、口肌力量。疼痛刺激小,患儿可以很快适应。

(3)针灸治疗。综合言语训练效果优于单一进行言语训练,针刺对脑瘫患儿语言发育迟缓和构音障碍均有疗效,但疗效与语言障碍类型无关。醒脑开窍针法、头针并配合语言训练治疗,除智力状态外,能提高脑瘫患儿语言接受能力、表达能力,并改善患儿的构音障碍状态,口腔周围穴位推拿可以调整患儿口舌唇肌肉紧张度,改善流涎等问题。

(4)音乐和言语有着共同的神经通路,通过感受音乐中的旋律中声音的高低起伏,提供语言表达技巧,音乐疗法提高构音障碍患者的言语理解能力,语言发育迟缓患儿结合音乐疗法优于单独语言发育迟缓训练。

　　早期进行姿势控制、面部肌张力降低、感觉训练、进食技能训练,可以有效改善进食。对于语言训练,家长要有足够的认识,也要有足够的信心,要积极治疗,尽早开始训练,持之以恒,是一定会有效果的。

# 第八章　脑瘫的评定

脑性瘫痪是威胁儿童,尤其是学龄前儿童健康的严重的神经系统疾病,是造成儿童肢体运动残疾的主要原因之一。如果康复治疗不及时,往往会造成儿童的独立生活能力严重障碍,因此,对脑瘫高危儿进行早期准确、有效的筛查、诊断和早期干预十分重要。对有明显脑性瘫痪症状的患儿进行全面评估,可以为进一步制订有针对性的康复计划以及预后的估计提供依据。

## 第一节　评定的目的及原则

1. 评定的目的

(1)对患儿的身体功能状况、家庭情况和社会环境等资料进行收集,掌握患儿功能障碍的特点。

(2)对患儿所具有的能力进行量化。

(3)分析功能障碍程度与正常标准的差别。

(4)为制订康复训练计划提供依据。

(5)为康复治疗效果提供客观指标。

(6)为残疾等级的划分提出标准,为康复和回归社会提供依据。

2.评定的原则

(1)评定的程序可分为收集资料、分析研究、设定目标和制订治疗方案。

(2)强调整体评定的重要性,一定要以正常儿童整体发育为对照,进行身心全面的评定。

(3)重视脑瘫患儿异常发育特点即脑的未成熟性和异常性,注意原发损伤和继发障碍。

(4)运用评定为前提的原则,脑瘫的康复治疗,应贯穿以评定为开始,以评定为结束的原则。

如何选择恰当的康复治疗取决于评定。

# 第二节　肌力测定

肌力是肌肉收缩产生的力量。肌力测定是脑瘫评定的组成部分,对于判定功能障碍的程度,制订康复治疗计划,辅助器具的选择十分重要。临床上可在全身各个部位,通过一定的动作姿势,分别对各个肌群的肌力做出评定(表8-1)。

表8-1　MMT肌力分级

| 级别 | 名称 | 标准 | 相当正常肌力的% |
|------|------|------|------|
| 0 | 零(zero,O) | 无可测知的肌肉收缩 | 0 |
| 1 | 微缩(trace,T) | 有轻微收缩,但不能引起关节活动 | 10 |
| 2 | 差(poor,P) | 在减重状态下能作关节全范围运动 | 25 |
| 3 | 尚可(fair,F) | 能抗重力作关节全范围运动,但不能抗阻力 | 50 |
| 4 | 良好(good,G) | 能抗重力、抗一定阻力运动 | 75 |
| 5 | 正常(normal,N) | 能抗重力、抗充分阻力运动 | 100 |

注:每一级还可以用"+"和"-"进一步细分。如测得的肌力比某级稍强时,可在该级的右上角加"+",稍差时则在右上角加"-",以补充分级的不足。

# 第三节　肌张力测定

肌张力是维持身体各种姿势和正常运动的基础,表现形式有静止性肌张力、姿势性肌张力和运动性肌张力。只有这三种肌张力有机结合、相互协调、才会维持与保证人的正常姿势与运动。肌张力的变化可反映神经系统的成熟程度和损伤程度,脑瘫患儿均存在肌张力的异常。目前评定多从以下方面进行。

1.静止肌张力检查

静止肌张力是指肌肉处于安静状态的肌张力。检查时患儿保持安静、不活动、精神不紧张,临床多取仰卧位。检查包括肌肉的形态、硬度、肢体运动幅度的改变以及关节伸展度。通过观察可以判定肌肉形态;通过触诊可以了解肌肉硬度;用手固定肢体的近端关节,观察摆动幅度大小,判定肌张力情况;关节伸展度的检查可通过以下检查和测量进行判断:头部侧向转动试验、头背屈角、臂弹回试验、围巾征、手掌屈角(正常为 0°~30°)、腘角(正常应大于 90°)、足背屈角(正常为 40°左右)、跟耳试验(正常时为阴性)、股角(又称外展角)等。

2.姿势肌张力检查

姿势肌张力是在主动或被动时,姿势变化产生的肌张力,姿势性肌张力在姿势变化时出现,安静消失。可以利用四肢的各种姿势变化,观察四肢肌张力的变化。利用各种平衡反应观察躯干性姿势肌张力,也可转动患儿头部。发现姿势改变时观察肌张力的变化。

3.运动性肌张力检查

运动性肌张力检查多在身体运动时,观察主动肌与拮抗肌之间的肌张力变化。利用主动或被动伸展四肢时,检查肌张力的变化。准体外系损伤时,被动运动各关节,开始抵抗增强,然后突然减弱,称"折刀现象"。椎体外系损伤时。被动运动时抵抗始终增强而且均一,称为"铅管氧"或者"齿轮样"现象。锥体系损伤时,肌张力增高,有选择地分布于上肢,以内收集、屈肌及旋前肌明显;下肢伸肌明显。

椎体外系损伤时,除上述表现外,可有活动时肌张力的突然增强。

4.异常肌张力的主要表现

(1)肌张力低下时的表现。蛙位姿势(俯卧位或者仰卧位),W字姿势(仰卧位),二折姿势(坐位),倒U字姿势(俯悬卧位),外翻或者内翻扁平足,站立时腰椎前弯,骨盆固定差而走路左右摇摆似鸭步,翼状肩,膝反张等。

(2)肌张力增高时的异常姿势。头背屈,角弓反张,下肢交叉,尖足,特殊的坐位姿势,非对称性姿势等。对肌张力增高的传统分度有轻度、中度、重度三个等级,比较粗略。目前多采用改良后的Ashworth量表(表8-2)。

### 表8-2  改良版Ashworth分级法评定标准

| 级别 | 评定标准 |
|---|---|
| 0级 | 无肌张力增加 |
| 1级 | 肌张力略微增加,受累部分被动屈伸时,在关节活动之末时出现突然卡住,然后呈现最小的阻力或释放 |
| 1⁺级 | 肌张力轻度增加,表现为被动屈伸时,在ROM后50%范围内出现突然卡住,然后均呈现最小的阻力 |
| 2级 | 肌张力较明显增加,通过关节活动范围的大部分时肌张力均较明显的增加,但受累部分仍能较容易地被移动 |
| 3级 | 肌张力严重增高,被动活动困难 |
| 4级 | 受累部分被动屈伸时呈现僵直状态,不能活动 |

# 第四节　关节活动度评定

关节活动度的评定是在被动运动下对关节活动范围的测定。当关节活动受限时,还应同时测定主动运动的关节活动范围,并与前者相比较。决定关节活动度的因素有:关节结构的变化,产生关节运动的原动肌(收缩)的肌张力,与原动机相对抗的拮抗肌(伸展)肌张力。测量可采用目测,但准确的测量多使用量角器。脑瘫患儿肌肉容易发生挛缩,易出现关节变形,如斜颈、脊柱侧弯、骨盆的前倾或侧倾、髋关节的脱臼或半脱臼、膝关节屈曲或膝反张、足内外翻等。变形后容易造成肢体的形态变化,因此还要注意测量肢体的长度及肢体的周径。

# 第五节　粗大运动功能分级系统

生活中,不同的脑瘫患儿运动能力各不相同,对于脑瘫患儿的运动功能分级,目前多采用粗大运动功能分级系统(gross motor funetion classification system,GMFCS)。GMFCS 是 Palisano 等在长期临床经验基础上,根据脑瘫患者运动功能随年龄变化的规律所设计的一套评价系统,能较为客观地反映脑瘫患儿粗大运动功能发育情况。GMFCS 是基于自发运动,特别着重于坐位(躯干控制)和行走能力的评价。GMFCS 与以往的脑瘫分型与分级的最大区别在于,以患者在正常生活中的粗大运动能力表现为主要依据,并且与患者的年龄因素相结合,所以能更加真实地反映脑瘫患者运动功能水平,具有良好的临床意义。区别各级运动功能水平的依据是功能受限程度以及是否需要辅助移动器具或适应性设备和技术,如助步器、拐杖、棍棒、轮椅等辅助装置。GMFCS 的主要目的是客观地描述患者目前的运动能力和受限程度,重点在于反映患者日常在家、学校和社会生活中的表现,GMFCS 分级法客观合理、易于理解,在康复医师、治疗师和家长的评估结果之间有很好一致性,目前在国外已经得到了公认并被广泛采用,同时中文版的 GMFCS 也已经被证实具有良好的信度和效度。

完整的 GMFCS 分级系统将脑瘫患儿分为 5 个年龄组(0 ~ 2 岁,2 ~ 4 岁,4 ~ 6 岁,6 ~ 12 岁,12 ~ 18 岁),每个年龄组根据患儿运动功能从高至低分为 5 个级别(Ⅰ级、Ⅱ级、Ⅲ级、Ⅳ级、Ⅴ级)。各个等级之间运动功能的区分具有临床意义。各级运动功能水平之间的区别是根据以下 3 个方面来判断的:功能受到的限制;是否需要辅助技术,包括移动辅助器具(如助行器、拐杖和手杖)和轮椅等;活动质量降低程度。

观察重点应放在孩子的运动功能上而不是他们的局限上。有一个基本原则:如果某个孩子能够完成某个特定级别中的功能,他的粗大运动功能就应该归到这一级或者上一级中去。相反,如果其完成某个特定级别中的功能,那么他的粗大运动功能就要被归到低一级中去。

1. GMFCS Ⅰ级

能够不受限制地行走;在完成更高级的运动技巧上受限。

小于 2 岁:可以坐位转换,还能坐在地板上用双手玩东西。能用手和膝盖爬行,能拉着物体站起来并且扶着家具走几步。

18 个月 ~2 岁的孩子可以不用任何辅助设施独立行走。

2~4 岁:可以坐在地板上双手玩东西。他们可以在没有大人帮助下完成地板上坐位和站立位的姿势转换,把行走作为首选移动方式,并不需要任何助步器械的帮助。

4~6 岁:可以在没有双手帮助的情况下坐上、离开或者坐在椅子上。可以在没有任何物体支撑的情况下从地板上或者从椅子上站起来,可以在室内室外走动,还能爬楼梯,正在发展跑和跳的能力。

6~12 岁:可以没有任何限制地在室内和室外行走并且可以爬楼梯。能表现出跑和跳等粗大运动能力,但是速度、平衡和协调能力都有所下降。

2. GMFCS Ⅱ级

能够不需要使用辅助器械行走,但是在室外和社区内的行走受限。

小于 2 岁:孩子可以坐在地板上,但是需要用手支撑来维持身体的平衡,能贴着地面匍匐爬行,或者用双手和膝盖爬行,有可能拉着物体站起来并且扶着家具走几步。

2~4 岁:可以坐在地板上,但当双手拿物体的时候可能控制不了平衡,可以在没有大人帮助的情况下自如地转换坐位。可以拉着物体站在稳定的地方。可以用手和膝交替爬行,可以扶着家具慢慢移动,首选的移动方式是使用助步器行走。

4~6岁:可以在双手玩东西的时候在椅子上坐稳,可以从地板上或者椅子上站起来,但是经常需要一个稳定的平面供他们的双手拉着或者推着。可以在室内没有任何助行器的帮助下行走,在室外的水平地面上也可以走上一小段距离,可以扶着扶手爬楼梯,但是不能跑和跳。

6~12岁:可以在室内和户外行走,能够抓着扶手爬楼梯,但是在不平的地面或者斜坡上行走就会受到限制,在人群中或者狭窄的地方行走也受到限制,最多能勉强达到跑和跳的水平。

3. GMFCS Ⅲ级

使用辅助移动器械行走;在室外和社区内的行走受限。

小于2岁:需要在下背部有支撑的情况下维持坐姿。还能够翻身及用腹部贴着地面爬行。

2~4岁:可以用"W"状的姿势独自维持坐姿(坐在屈曲内旋的臀部和膝之间),并可能需要在大人帮助下维持其他坐姿。腹爬或者手膝并用爬行是首选的自身移动的方式(但是常常不会双腿协调交替运动),能拉着物体爬起来站在稳定的地方并作短距离的移动,如果有助步器或者大人帮助掌握方向和转弯,可能可以在房间里短距离行走。

4~6岁:可以坐在一般的椅子上,但是需要骨盆或躯干部位的支撑才能解放双手,在坐上和离开椅子的时候需要一个稳定的平面供他们双手拉着或者推着。他们能够在助行器的帮助下,在水平地面上行走;在成人的帮助下可以上楼梯;但当长距离旅行时或者在室外不平的地面无法独自行走。

6~12 岁:可以使用助行器在室内和室外的水平地面上行走,可能可以扶着扶手爬楼梯,根据上肢功能的不同,在较长距离的旅行或者户外不平的地形上时,有的孩子可以自己推着轮椅走,有的则需要被运送。

### 4. GMFCS Ⅳ级

自身移动受限;孩子需要被转运或者在室外和社区内使用电动移动器械行走。

小于 2 岁:可以控制头部,但坐在地板上的时候躯干需要支撑,可以从俯卧翻成仰卧,也可从仰卧翻成俯卧。

2~4 岁:能坐在椅子上,但需要依靠特制的椅子来控制躯干,从而解放双手。可以在大人的帮助下或者在有稳定的平面供他们用手推或拉的时候坐进椅子或离开椅子,顶多能在大人的监督下用助步器走一段很短的距离,但很难转身,也很难在不平的平面上维持身体平衡。在公众场所不能独自行走。能在动力轮椅的帮助下自己活动。

4~6 岁:可以坐在椅子上,但是需要特别的椅子来控制躯干平衡从而尽量地解放双手,坐上或者离开椅子的时候,必须有大人的帮助,或在双手拉着或推着一个稳定平面的情况下才能完成,顶多能够在助行器的帮助和成人的监视下走上一小段距离,但是很难转身,也很难在不平的地面上维持平衡,不能在公共场合自己行走,应用电动轮椅的话能可以自己活动。

6~12 岁:可能继续维持在 6 岁以前获得的运动能力,也有的孩子在家、学校和公共场合可能更加依赖轮椅,使用电动轮椅就可以自己活动。

5. GMFCS V 级

即使在使用辅助技术的情况下,自身移动仍然严重受限。

小于 2 岁:生理上的损伤限制了其对自主运动的控制能力,在俯卧位和坐位时不能维持头部和躯干的抗重力姿势。只能在大人的帮助下翻身。

2~4 岁:生理上的损伤限制了其对随意运动的控制以及维持身体和头部抗重力姿势的能力,各方面的运动功能都受到限制,特殊器械和辅助技术并不能完全补偿其在坐和站能力上的功能限制,没有办法独立行动,需要转运。部分孩子能使用进一步改造后的电动轮椅进行活动。

4~6 岁:生理上的损伤限制了其对自主运动的控制,也限制了其维持头部和躯干抗重力姿势的能力,各方面的运动功能都受到了限制,即便使用了特殊器械和辅助技术,也不能完全补偿其在坐和站的功能上受到的限制,完全不能独立活动,部分孩子通过使用进一步改造过的电动轮椅可能进行自主活动。

6~12 岁:生理上的损伤限制了其对自主运动的控制,也限制了其维持头部和躯干的抗重力姿势能力,各方面的运动功能都受到了限制,即使使用了特殊器械和辅助技术,也不能完全补偿其在坐和站的功能上受到的限制,完全不能独立活动,部分孩子通过使用进一步改造过的电动轮椅可能进行自主活动。

运动能力分级的焦点在于判断哪个级别能够最好地描述孩子目前的活动能力及其运动功能受到的限制。重点要放在孩子在家里、学校及社区设施中的日常表现,因此重要的是对日常的表现(不是最好能力)进行分类,不包括对预后的判断。必须要记住我们的目的是对孩子当前的粗大运动功能进行分级,而不是评判活动的质量或者进步的潜力。

# 第六节　粗大运动功能评定

粗大运动功能评定是由加拿大学者 Russell 于 1989 年制定的量表,通过不同体位的检查和观察,以评分的形式,较为全面地评定脑瘫患儿粗大运动功能状况,较易操作,目前仍被世界上许多学者采用。GMFM 量表目前通用的有 88 项和 66 项两个版本。

发表于 1988 年的 GMFM 量表共计 88 个评估项目,每项采用 4 级评分法,具体标准为 0 分:动作还没有出现迹象。1 分:动作开始出现(只完成整个动作的10%以下)。2 分:部分完成动作(可以完成整个动作的 10% ~ 90%)。3 分:整个动作可以全部完成,当无法确定分数时,按照较低的等级给分。

GMFM 88 项分为 5 个能区,A 区:躺和翻身,总分为 51 分(17

项);B 区:坐,总分为 60 分(20 项);C 区:爬和跪,总分 42 分(14 项);D 区;站,总分 39 分(13 项);E 区:走、跑和跳,总分 72 分(24 项),评估结果包括五个能区的原始分和百分数,选择目标区域分和总分,五个能区的原始分即为实际测得分数;各能区百分比为能区原始分与各自总分相除,乘以 100% 再除以 5。GMFM 88 项属于顺序量表,5 个能区可以独自或组合进行评估。

2000 年,Russell 等人使用 Rasch 分析法对 GMFM 量表进行了信度和效度分析,删除了 GMFM 88 项中 22 个项目,最后确立了 GMFM 66 项。经过 Rasch 分析后的 GMFM 66 项具有以下特点:①属于等距量表,提高了能力分值和改变分值的可理解性;②确定了测试项目的难度顺序;③删除了部分不适合项目,增加了单维性;④符合心理测量学意义上信度、效度。GMFM 66 的最终分值需要通过配置的统计 Gross Motor Ability Estimator(Version 1.0,2002)才能得出。

由于 GMFM 66 项版本不能对五个能区进行分区或组合评估,所以目前 GMFM 88 版本依然得到广泛使用。GMFM 量表主要用于测量脑瘫患者的粗大运动功能状况随时间或由于干预而出现的运动功能改变,测试的是被测对象完成某个项目的多少而不是完成某个动作的质量,正常的 5 岁儿童应该可以完成所有 88 项测试。

GMFM 量表目前已广泛地被应用于脑瘫患者的粗大运动功能评估和疗效评价等临床实践中,主要用途有:①跟踪观察脑瘫患者的粗大运动功能的发育状况,分析和预测不同类型、不同分级脑瘫患者粗大运动发育轨迹和结局;②判断各种干预和治疗方法对脑瘫患者粗大运动的影响,以及各种方法之间的疗效对比;③GMFM 量表和其他评价指标相结合,可以全面地分析影响运动功能的因素,作为一种良好的粗大运动功能测试指标可以有效地促进脑瘫患者运动发育和运动控制研究。

## 第七节　精细运动功能测试量表

FMFM 由上海复旦大学附属儿童医院康复中心制定,量表分为 5个方面,共计 61 项,包括视觉追踪(24 项),采用 0,1,2,3 四级评分法,原始分满分为 183 分,通过查询分值转换表可以得出具有等距特性的精细运动能力分值,得分范围在 0 ~ 100 分。FMFM 量表是以脑瘫患儿为样本建立起来的量表,而且属于等距量表,在脑瘫康复临床使用时具有针对性和合理性。

## 第八节　全身运动评估

全身运动 GMs(general movements)评估是一种非入侵性、非干扰性的技术,它记录并评估孩子仰卧位时的全身运动录像,对宝宝不会产生任何副作用。该技术能在 3 月龄内早期鉴别脑性瘫痪发育障碍,从而使脑瘫患儿获得宝贵的早期康复的时间窗,大大减轻障碍程度。

发育神经学研究结果表明,胎儿、早产儿、足月儿和生后数月内小婴儿的自发性运动具有重要的临床意义。全身运动是最常出现和最复杂的一种自发性运动模式，最早出现于妊娠 9 周的胎儿，持续至出生后 5～6 个月，能够十分有效地评估年幼神经系统的功能。正常 GMs 按时间的发育历程包括：足月前（foetal and preterm，指胎儿和早产儿阶段），扭动运动（writhing movements，从足月至足月后到 6～9 周龄）和不安运动（fidgety movements，足月后 6～9 周龄至 5～6 月龄）。足月前 GMs 和扭动运动的表现相似。当神经系统受损时 GMs 的质量发生改变，GMs 失去复杂多变的特性，表现出各种异常特征。国外许多研究已经表明 GMs 评估，作为一种针对新生儿和小婴儿的新型的神经运动评估，能敏感地提示特定的神经损伤，对脑瘫等神经学发育障碍做出早期可靠的预测：连贯一致的"痉挛-同步性"和"不安运动缺乏"这两种异常 GMs 特征可以用来预测痉挛型脑瘫，并且该评估方法是一种非干扰性、非侵入性的简便易行的方法。

# 第九节  Peabody 运动发育量表

Peabody 运动发育量表是由美国发育评估与干预治疗专家编写的一套优秀的婴幼儿运动发育评估量表。该量表由 6 个亚测验组成，包括反射、姿势、移动、实物操作、抓握和视觉-运动整合等，共 249 项。测试结果最终以粗大运动、精细运动和总运动等发育商来表示。作为一种专门的运动发育量表，其测评项目的选择、方法的科操作性和易用性、评分标准的明晰性等方面都有独到的优点。该量表不仅可用于运动发育迟缓的评价,也适用于脑性瘫痪的运动功能评价,并可用于儿童运动康复的评定。

# 第十节 脑瘫儿童综合功能评定法

脑瘫儿童综合功能评定法是对脑瘫患儿综合能力的一种评定,可以反映脑瘫患儿能力的变化,其分为五大项:认知能力、言语能力、运动能力、自理动作、社会适应。每大项又分为 10 小项,每项满分 2 分,总分 100 分(表8-3)。评分标准:每项完成给 2 分,每项大部分完成给 1.5 分,每项完成一半给 1 分,每项小部分完成给 0.5 分,不能完成给 0 分。

表8-3 脑瘫儿童综合功能评定表

| 类别 | 项目 | 分数/月日 | 项目 | 分数/月日 |
|---|---|---|---|---|
| 认知功能 | 1. 认识常见形状 | | 2. 分辨常见概念 | |
| | 3. 基本空间概念 | | 4. 认识四种颜色 | |
| | 5. 认识画上东西 | | 6. 能画圆、竖、横、斜线 | |
| | 7. 注意力可集中瞬间 | | 8. 对经过事情的记忆 | |
| | 9. 寻求帮助,表达意愿 | | 10. 能数数和做加减法 | |

续表 8-3

| 类别 | 项目 | 分数/月日 | 项目 | 分数/月日 |
|---|---|---|---|---|
| 言语功能 | 1. 理解如冷、热、饿 | | 2. 有沟通的愿望 | |
| | 3. 能理解别人的表情动作 | | 4. 能表达自己的需求 | |
| | 5. 能说 2~3 个字的句子 | | 6. 能模仿口部动作 | |
| | 7. 能发 B、P、A、O、AO 等 | | 8. 遵从简单指令 | |
| | 9. 能简单复述 | | 10. 能看图说简单的话 | |
| 运动能力 | 1. 头部控制 | | 2. 翻身 | |
| | 3. 坐 | | 4. 爬 | |
| | 5. 跪 | | 6. 站 | |
| | 7. 走 | | 8 上下楼梯 | |
| | 9. 伸手取物 | | 10 拇食指取物 | |
| 自理动作 | 1. 开水龙头 | | 2. 洗脸、洗手 | |
| | 3. 刷牙 | | 4. 端碗 | |
| | 5. 有手或勺进食 | | 6. 脱穿上衣 | |
| | 7. 脱穿裤子 | | 8. 脱穿鞋袜 | |
| | 9. 解系扣子 | | 10. 便前、便后处理 | |
| 社会适应 | 1. 认识家庭成员 | | 2. 尊重别人,见人打招呼 | |
| | 3. 参与集体性游戏 | | 4. 自我称谓和所有关系 | |
| | 5. 能与母亲离开 | | 6. 知道注意安全,不动电火 | |
| | 7. 认识所在环境 | | 8. 能否与家人亲近 | |
| | 9. 懂得健康与生病 | | 10. 能简单回答社会性问题 | |
| 总分: | | | 功能状态总评: | |

# 第十一节　表面肌电评估

## 一、表面肌电的概念

神经控制肌肉收缩和做功,当人们想进行任何运动和功能活动时,运动神经就会产生神经动作电位(发放神经冲动),通过神经肌肉接头——运动终板传导到肌肉,启动肌肉细胞电变化,形成运动单位动作电位,然后,肌细胞电活动引发胞质钙离子浓度变化,触发一系列细胞反应,导致粗细肌丝相对滑行,肌肉收缩(电-机械偶联),并做功。

肌肉接受神经冲动发生能量变化,产生收缩这个生理过程中产生的电变化绝对值是非常小的,必须用非常敏感的电流计检测它,表面肌电图(sEMG)就是利用一个敏感的微电压检测计在工作肌肉表面记录神经肌肉兴奋收缩过程中肌肉表面的电变化,从而反映神经肌肉控制的方法。最早它是被临床心理学家用于对功能性神经紊乱者实施放松疗法时作为生物反馈信号用;之后,手法治疗师、物理治疗师、神经科学医学和泌尿医学科医生也广泛地应用之进行临床判断、检测诊疗和生物反馈治疗。

与临床上常用针极肌电图(nEMG)不同,sEMG 不需要刺进肌肉记录神经肌肉电活动,不能记录到插入电位、肌肉纤颤电位和运动终板电位。所以,它在临床神经肌肉疾病的诊断中不如 nEGM。但sEMG 可以方便地观察肌肉活动时的动态变化和紧张性变化,观察神经肌肉疲劳,受试者无痛苦可较长时间耐受,同时可以作为反馈治疗的手段,随着技术的不断改进,高密度表面肌电图在诊疗方面也日益凸显其优势,因此,近半个世纪以来被广泛地关注与应用。

## 二、表面肌电的特点

1. sEMG 应用的优点

(1)为客观定量地评价肌肉做功提供了安全、简易、无创的方法。为了获得有关肌肉做功有价值的信息,不需要用针刺穿皮肤记录一个运动单位或多个运动单位电位,直接在皮肤表面即可获得这些信息。

(2)观察肌肉活动的协同模式。它可以通过多通道纪录肌肉在做不同的活动时,不同的激活模式,以及不同的肌肉或肌群参与情况。sEMG 既可以观察肌肉静息时的紧张情况,也可记录肌肉静态运动或动态运动过程中持续的肌肉激活情况。

(3)给医生、治疗师提供诊疗正确与否的反馈信息。sEMG 一颗反应神经肌肉控制情况,因此,所提供的信息可以为医生及研究者了解正常运动功能和功能障碍的机制提供帮助,也可以为患者提供神经肌肉再教育和自我调节的生物反馈训练信号。

(4)sEMG 的客观信息是西方国家医疗保险和公伤保险第三方支付的重要依据。

2. sEMG 应用的局限与不足

只能反映肌群功能,在纪录肌肉或肌群用力时,它记录的仅仅是该肌肉或肌群收缩做功时肌肉的电生理变化,sEMG 并不直接反映实际上产生的肌肉力量大小和肌肉静息时长度,比如,sEMG 振幅代表肌肉电活动的大小(肌肉激活),并不能比较不同肌肉间振幅的大小来判断这些肌肉的力量不同。sEMG 仅检测浅表的肌肉功能活动,对深层肌肉功能反映较小。

# 第十二节　步态分析

步行是人类最重要的运动能力,步态是人类步行的行为特征。康复治疗的目标之一就是在现有功能障碍基础上帮助患者实现较高水平的功能独立,步行是功能独立的基本要素之一,很多患者均可发生步行能力障碍及步行姿势异常。因此,康复治疗常以恢复或改善步行能力与步态为目标。步态分析就是通过观察步行周期的变化,分析步行姿态、步行频率、关节及肌肉活动、平衡协调控制等多方面因素的一种检查方式。其目的在于明确特定步态异常的特征及原因,辅助诊断并指导治疗方案的制订;也可用于评估治疗效果,确定辅助具选择是否得当等。

## 一、步行周期相关参数

步行周期是指一足着地到同侧足再次着地的过程,包括距离和时间参数。在正常步态中,步行周期开始于一侧足跟着地,结束于同侧足跟再次着地;在有些异常步态时,足跟不一定是足和地面首先接触的部位,那步态周期就可看成是一足某个部位接触地面到同侧足再次接触地面的过程。

1. 步长

指一足着地至对侧足着地的平均距离,可分为左侧步长和右侧步长,在异常步态中,两者可能差距很大。

2. 步长时间

完成一步需要的时间。

3. 步幅

也称为跨步长,由左侧步长和右侧步长组成,相当于一个步行周期的距离。

4. 跨步长时间

也称平均步幅时间,指完成一个跨步需要的时间。

5. 步速

指步行的平均速度(m/s),步速=步幅/跨步长时间(s)。

6. 步频

指平均步数(步/min)步频=60(s)÷跨步长时间(s)。

7. 步宽

也称为支撑面宽度,指两足跟中心点或重力点之间的水平距离,也有采用两足内测外缘或外侧缘之间的最短水平距离。

8. 足偏角

指足中心线与同侧步行直线之间的夹角,左右足分别计算。

## 二、步行周期组成

一个步行周期由左右侧下肢各迈一步组成,每一侧下肢的活动可以分为支撑相和摆动相两个时相。左右侧的时相具有一定的对应性,即当左下肢处于支撑相时,右下肢大部分时间处于摆动相,反之亦然。整个步行周期只有一部分时间(约20%)双足均接触地面,为双支撑相。

1. 支撑相

下肢接触地面和承受重力的时相,占步行周期的60%,通常分为早期、中期和末期。

(1)早期:包括首次触地和承重反应,正常步速占步行周期的10%~12%。

①首次触地:指足跟接触地面的瞬间,使下肢前向运动减速,使足接触地面的动作。参与的肌肉包括胫前肌、臀大肌、腘绳肌。首次触地异常是造成支撑相异常的最常见原因之一。

②承重反应:指首次触地之后重心由足跟向全足转移的过程。骨盆运动在此期间趋向稳定,参与的肌肉包括股四头肌、臀中肌、腓肠肌。

③双支撑相:支撑足首次触地及承重反应期相当于对侧足的减重反应和足离地,由于此时双足均在地面,又称之为双支撑相。双支撑相是步行周期中最稳定的时期。双支撑相的时间与步行速度成反比。双支撑相时间延长,使步行速度越慢,步行越稳定;而双支撑相

时间缩短,使步行速度加快,但步行越不稳定;到跑步时双支撑相消失,表现为双足腾空。患者步行障碍时往往首先出现的异常就是双支撑相时间延长,步行速度减慢,以增加步行的稳定性。

(2)中期:即单支撑相,支撑足全部着地,对侧足处于摆动相,是唯一单足支撑全部重力的时相,正常步速时为步行周期的38% ~ 40%。主要功能是保持膝关节稳定,控制胫骨前向惯性运动,为下肢向前推进做准备。参与的肌肉主要为腓肠肌和比目鱼肌。下肢承重力小于体重或身体不稳定时此期缩短,以将重心迅速转移到另一足,保持身体平衡。

(3)末期:指下肢主动加速蹬离的阶段,开始于足跟抬起,结束于足离地为步行周期的10% ~ 12%。此阶段身体重心向对侧下肢转移,又称为摆动前期。在缓慢步行时可以没有蹬离,而只是足趾离开地面,称为足趾离地。踝关节保持跖屈,髋关节主动屈曲,参与的肌肉为腓肠肌和比目鱼肌(等长收缩)、股四头肌和髂腰肌(向心性收缩)。

2.摆动相

下肢在空中向前摆动的时相,占步行周期的40%,包括以下几种。

(1)早期:主要的动作为足廓清地面和屈髋带动屈膝,加速肢体前向摆动,占步行周期的13% ~ 15%。参与的肌肉为胫前肌、髂腰肌、股四头肌。如果廓清地面障碍(如足下垂),或加速障碍(髂腰肌和股四头肌肌力不足),将影响下肢前向摆动,导致步态异常。

（2）中期:足廓清仍然是主要任务,占步行周期的10%。参与的肌肉主要为胫前肌,保持踝关节背屈。

（3）末期:主要任务是下肢前向运动减速,准备足着地的姿势,占步行周期的15%。参与的肌肉包括腘绳肌、臀大肌、胫前肌、股四头肌。

### 三、步态分析的方法

临床步态分析主要是对临床患者进行的步态分析,其结果必须结合患者的病史、体格检查及临床表现,才能准确地反映特定患儿的步态情况。定性的步态分析方法包括临床观察法(目测法)、录像法;定量的步态分析方法包括足印法和三维运动分析法。

1. 目测法

临床步态分析最常用的方法是目测法。这一方法不受空间、时间的限制,最为简便易行。其缺点在于不能活动定量数据,不适用于步行能力及稳定性较差的患者。

2. 摄像分析法

作为目测法的一个补充,摄像法是在4~8 m的步行通道的前面和侧面设置2台摄像机,记录步行过程,并采用同步慢放的方式,将受试者的动作分解观察和分析;适用于步行能力较差、耐力不足的患儿。虽然一定程度上能够反映关节活动的变化,但测量误差较大。

3. 足印法

是步态定量分析最简易的方法之一。在足底涂上墨汁,在步行通道(一般为 4~6 m)铺上白纸。受试者走过白纸,留足迹,便可以测量距离。也可以在黑色通道上均匀撒上白色粉末,让患儿赤足通过通道,留下足迹;同时用秒表记录步行过程所用的时间。然后对采集下来的足印进行测量,可获得的参数包括:步长、步长时间、步幅、步行周期、步频、步速、步宽和足偏角。

4.三维步态分析法

是由运动捕捉系统、测力平衡系统和表面肌电系统3个部分组成,可以运用各种测试手段对行进中的各种参数进行适时采集和处理,实现对人体运动功能的定量分析和三维动作重建,具有安全、无创、可靠、精确等优点。步态分析实验室一般包括6~8个红外摄像机,2个测力平台,8~16通道表面肌电图,1套气体代谢测定设备。它立体、动态地监测和采集下肢运动中多关节活动角度变化、步态周期曲线和参数变化、下肢三维应力变化,同时动态监测运动中多组肌群的体表肌电变化。系统能将人体运动信息储存、再现和进行数据分析。三维步态分析系统可以从运动学角度分析,研究步行时肢体运动时间和空间变化规律,主要包括:步行时间—空间测定、肢体节段性运动测定、人体重心分析和廓清机制;从动力学角度分析,研究步行作用力和反作用力的强度、方向和时间。通常使用测力平台或足测力板来收集步行应力变化的信号、关节功率变化;从肌肉运动和能量代谢多个层次研究确定患者下肢运动障碍的特征和关键环节,并为康复治疗和临床治疗提供有价值的信息,其价值远不只限于步态研究,已经扩展到上肢、手、头面和躯干的运动分析。

# 第十三节　其　他

0~6 岁小儿神经心理发育检查表(简称儿心量表),是我国制定的全面评估小儿发育的量表,1998 年由首都儿科研究所根据我国婴幼儿神经、心理发育的实际情况自行编制。此量表基本按照婴幼儿发育的几个关键年龄,按大运动、精细动作、适应能力、语言和社交行为 5 个功能区分别出现的正常行为发育特点来排列和制定,通过了解婴幼儿从一个年龄段到另一个年龄段的发育情况,判断被测小儿的智能是否符合正常发育水平。测试时根据小儿的发育情况得出他的智龄,再算出他的发育商(DQ),做出发育水平的诊断。该量表符合我国国情,项目适当,容易掌握,便于推广,现已在我国广泛应用。

常用的量表还有丹佛发育筛选检查 ( Denver developmental sereening test),斯坦福 – 比奈智力量表 (Stanford – Binet intelligence scale),韦氏智力量表,贝莉婴儿发育量表测试(Bayley scales of infant development – second edition ),盖泽尔诊断发育方法 ( Gesell development diagnosis ),麦卡锡幼儿智能量表 ( McCarthy scale of children's abilities),Vineiand 行为适应量表等,还可以进行有关气质等方面的评估。

此外还可以进行痛觉、平衡觉等方面的评估。另外在严重的脑瘫患儿中疼痛评价也经常被常用,如慢性疼痛问卷 (Chronic pain questionnaire)、疼痛频度评价等。

涉及发声和言语的结构评价包括鼻、口腔、咽、喉等器官的构造，脑瘫康复评估更多地涉及发声和言语功能评价，包括发声、构音、言语的流畅与节奏、替代性发声等功能，其中构音功能评价最为常用，通常采用最大发音持续时间、基础频率范围、最快重复速度以及中国康复研究中心制定的构音障碍检查法。

随着有氧训练在脑瘫康复中心越来越被重视，心血管和呼吸系统的功能评价已被广泛采用，如心率、通气功能和呼吸运动学指标等，尤其是运动耐受功能评价已经成为重要的评价指标，常用的有行为耐力（6 min 步行距离）、运动耗氧量（oxygen consumption），步行消耗能量测定（energy cost of walking）、能量消耗指数（energy expenditure index）等指标。

在脑瘫患儿消化系统功能评估中，可以进行摄入功能以及体重维持功能评估，摄入功能评估包括进食能力、流涎状况（程度与频度等）、吞咽能力（视频荧光吞钡试验、超声诊断）等评估，在进食能力评价中 SOMA 量表（schedule for oral motor assessment）较为常用，通过录像进行视频观察是摄入功能评估的有效手段。体重指数（body mass index）是体重维持功能评估中的常用指标。

# 第九章　脑瘫患儿的教育与心理康复

　　脑瘫患儿的智力大多明显低于同龄正常儿童的水平,表现为思维、理解、记忆、分析、判断和知识行为的欠缺。本着"用进废退"的生物学原则,对脑瘫患儿早期干预,加强教育与训练,最大限度地开发调动孩子的潜在能力,使现有的脑功能最大限度地发挥作用。使患儿在动作、认知、情感控制及生活自理等方面得到改善,使他们逐渐成为自食其力的人。

## 第一节　要有责任感

　　有一个脑瘫患儿的家庭,家长常产生些错误的想法及态度,认为患儿是家庭的"累赘",社会的"包袱"。不少父母抱着消极悲观的态度,不管不教,破罐破摔,在孩子身上出气,常打骂孩子。家长应先放松一下,面对现实,梳理一下自己的情绪,勇敢正视客观现实。"家家都有一本难念的经",家长要有责任感及义务,要把这个"经"念好。功能训练要尽早开始。脑功能在发育过程中具有代偿作用,即已正常发育的部分大脑,在一定条件下能部分地替代被损坏或未发育的部分大脑功能。代偿作用年龄越小越明显,年龄越大脑各区功能越趋于固定,训练效果就越小。

脑瘫患儿还可能保留某些特殊的发育能力,这些孩子智力障碍也并非固定在某些水平上。除个别者外,随年龄增长,智力也有进步。因此,应为其创造一个良好环境,排除一切学习或训练上的障碍,给予最大的同情和爱护,耐心与细心启发诱导,绝不表示厌恶与嫌弃,把他当成正常儿童,尊重他并耐心地教育他。尤其是人格教育,千万不可因智力问题而放松,使他们有充分信心发挥潜力。多给孩子提供学习机会,不让其躲在家里与世隔绝,成为"井底之蛙",千方百计地引导孩子对外界感兴趣;也不能对孩子过分娇养,什么事都不干,饭来张口,衣来伸手,失去锻炼机会。这样时间长了,与正常儿童差距更大。要定期检查身体,心理咨询和教育措施要紧密结合起来。

家长应采取的方式如下。

1. 争取患儿合作。在患儿兴致最高时进行教育,如在其饿的时候,可教他吃东西,结合游戏进行,给予爱抚、喂养、摸鼻子、亲吻等。或教唱歌、吹气,做鬼脸、藏猫猫等。

2. 训练时间不要太长,形式要多样化。尽力吸引患儿的注意力,不强迫。

3. 不要训斥:家长训练孩子的心情是急迫的,恨不得孩子一下就会走、会跑。如发现孩子不用心、进步慢,往往不耐心,训斥、责骂,甚至动手打患儿。训练指导,应遵循"示范—等待—鼓励—等待—示范"的原则,让其有足够时间去反应。当他做好一个动作,应立即给予表扬。

4.让患儿有成就感:如用汤匙吃东西,可以抓他的手,帮他握住汤匙,去取食物,拿到他的嘴边,重复几次后,就可在食物快到他嘴边之前放手,让他自己完成最后的动作,有自己完成的成就感。

5.遇到患儿反抗,可采取不理睬的态度,如他拒不吃饭时,不要生气,将饭菜拿开,等到下顿饭时间才给吃,但不要强迫。

6.必须有耐心:脑瘫患儿在家长的耐心指导下,才能学会一点东西,如四肢瘫的患儿,可以教他点头和摇头,表示"是"或"不是";手不方便用时,可以教他用脚来画画,注意挖掘潜力。

# 第二节　对脑损伤儿进行早期干预

早期干预,顾名思义就是人为地去进行"干预"。对脑瘫伴有轻度智力低下与边缘智力的婴幼儿,如不去"干预",就会沿着偏离正常轨道继续发展下去,使之更偏离正常。所以早期干预就是通过加强教育措施,使这些儿童的潜力得到最大限度的发挥。

婴儿在出生时大约有1 000亿个神经细胞,它们决定了大脑的基本结构与脑干产生联系,使人体心脏的跳动、肺的呼吸等基本生命活动得以正常进行。婴儿通过图像、语言、声音、面部表情乃至婴儿微笑后母亲以微笑回答等一系列简单经历,使大脑神经细胞的联系迅速发展,直至发展到每个神经细胞都与大约1万个其他细胞相连,每一个细胞每秒钟能向邻近细胞发出100个信息。这就是我们人类脑部发育的关键时期,即三岁以内,特别是一岁以内。在这个时期,婴幼儿对某种知识和行为经历最易获得,最易形成,错过了这个时期,就不能获得或达不到最好水平。

大约在童年的中期(3 岁左右),大脑神经细胞的这种联系就停止了,即大脑本身的复杂性和丰富性已基本定形。用计算机的术语来形容,就是"硬盘已格式化完毕,等待编程"。到了这个时期我们只能将就着使用现有的大脑了。

智力或心理,是脑功能的体现,是客观现实的反映。脑组织有所损伤,其功能也会受到影响。早期干预不是使受损伤的大脑恢复到正常水平,而是开发其潜在功能或用功能代偿的办法使其中绝大多数儿童智力比原有水平提高,其潜在智力充分地挖掘与发展,能成一个生活可以自理,能参加某项社会工作,达到自食其力的社会一分子。这不仅是对于本人,对于他们的父母,对于整个社会,无疑都是非常有益的。

1. 早期干预的要求

目前国内外对正常儿童早期教育非常重视,如提出儿童的教育从 0 岁开始,新生儿期应予以科学训练,不仅使正常儿童各方面得到更好的发展,而且轻度脑损伤儿,亦能在早期得到康复,许多国家对婴儿脑损伤、脑瘫的高危儿采取比较早期教育更强一些的干预方法,已使脑损伤所遗留的残疾大大减少。干预的方法,没有昂贵的仪器设备,主要是运用正确的信息刺激与循序渐进的功能训练,完全可以降低脑瘫患儿发病率,脑损伤遗留的其他残疾亦会明显减少。

在医院对新生儿缺氧缺血性脑病、颅内出血、重症黄疸及其他危重病情积极的抢救，就是最早期干预，急性期过后，就应马上进行信息刺激及功能训练。所谓信息刺激即感官训练，是对视听及皮肤感觉的训练；功能训练，一般指国际上公认有效的 Bobath 及 Vojta 手技。这样的干预从新生儿即开始，如错过了脑潜能最大、脑可塑性最强的婴儿早期，不少脑损伤儿虽经功能训练可部分恢复，常留有不同程度的残疾，从生后 3 个月开始干预的脑损伤儿。绝大多数可回到正常儿童的行列。

新生儿期即可在婴儿觉醒时用鲜艳的玩具和父母的话语引导其向各个方向。把鲜艳纸花悬挂在室内上空，使婴儿眼睛跟随物体转动，增强视力；三四个月的婴儿床上方挂一些玩具，诱导其伸手触摸，锻炼婴儿手眼协调。父母说话的声音是最好的听觉刺激，每日应多次与婴儿说话，逗他做出"啊啊"的反应；对听觉定向反应不好的，使用小鼓和玩具发出敲击声或用摇铃声，刺激他的听觉。给婴儿做被动操活动肢体，他习惯地配合大人的动作，不时地发声，露出微笑，表现出良好的情绪反应；用温暖的手抚摸婴儿全身皮肤，加上柔软的按摩可以促进脑损伤康复。爬行训练是脑损伤康复的重要方法，爬行有助于脑的康复。对不会爬行的脑损伤患儿，进行模拟爬行的被动模式或动作，可促进其爬行动作出现，促进脑功能的恢复，纠正异常姿势，调节肌张力，改善知觉，对脑损伤常见的斜视、眼球会聚功能差、发育障碍、动肩困难等会有很大改善。

为了早期正确地进行干预，必须纠正以下几点错误的看法。

（1）脑损伤大部分可自然恢复正常,存在着一种侥幸心理,观察一段时间再说,等到孩子症状明显才去就诊,或虽经医生看病总认为"缺钙",错过早期诊断及时治疗的机会,以致有明显残疾。单纯脑瘫占20%,其余均有复合性脑损伤,如智力低下、癫痫等。因此,主张凡有脑损伤高危因素及发育迟缓的小儿,都应早期干预。

（2）早期发现,合理治疗。据文献报道,先天性脑发育不全儿从出生即开始干预,可能达到生活自理,从事简单的劳动。因此,对脑损伤干预,脑瘫的康复要有信心,婴儿脑损伤是可以防治的。

（3）脑瘫患儿家长过分相信药物,四处求医,总想找到"灵丹妙药",一下子治好。药物在某些时期对康复有一定辅助作用,但国内外大量临床实践证明,适宜的信息刺激及正确的功能训练是康复的主要措施。我国的针灸、按摩等,均对康复有独到的帮助,合理配合可提高疗效。

总之,无论任何被动训练,仍代替不了主动运动,时刻诱导孩子正确主动运动及见什么说什么,是脑损伤康复治疗的关键。

2.早期干预的方法

对脑瘫患儿伴有智力低下者早期干预,提出一些措施如下。

（1）不要放弃。要永远记住,对智力低下患儿的训练,要始终抱有希望,任何时候也不能说放弃。要有耐心,但不要提过高的要求。

（2）不管他的起点多低,都应该尊重他现有的水平,从现有水平教起。教学的内容首先是生活上自理方面的,使他逐步学会生活环境中所必需的技能,而不是从知识系统上教育。开始学习步子要小,使他在逐步取得成功的基础上继续前进,让他有一种成就感,有利于再学习。

(3)多给表扬。表扬可以是物质的,比如孩子喜欢的小食品或玩具。

(4)训练不贪多、贪快。每次只训练一个项目,会了再训练下一个项目,必须在他非常注意、非常有学习的积极性时进行,不要勉强,否则达不到预期的效果。每次学习时间不要过长,这样才能维持兴趣,集中注意。每天训练最好要定时,使他慢慢形成习惯。对不良行为要纠正,比如在训练时他大声叫喊,需要立即制止,如果他咬手指甲,可等训练后再纠正。

(5)通过重复来学习知识。脑瘫患儿要重复正常儿童的几倍或几十倍,才能使印象储存到大脑里去。注意用实物、图片进行教学。要常对他说话,并伴有动作,使他容易理解。能讲话的患儿要用口语回答问题。对有语言障碍的孩子允许他们用手势,但要鼓励他发音。如果发音了,立即表扬。

(6)让患儿做一些力所能及的事,做完后立即表扬。每次只叫孩子做一件事,要求他做的事多了,他会不懂或做不到,以后也不注意听了。当孩子有求于你时,一定要放下手头事情,耐心倾听,帮他解决问题。但不要过分迁就,这样会使他不能适应集体生活。

对智力障碍儿童的教育,不仅要有科学的方法,还要有足够耐心和信心。只要努力,定会有所收获。

# 第三节　加强直观教育

由于脑瘫患儿思想具有直观性、水平低的特点,注意教学活动的适应性,加强直观教育。不但学得生动活泼,有趣味性,而且能提高认识能力。其做法如下。

(1)利用活动与游戏方式,使学习趣味化,并能通过尝试,从中获得实际经验。

(2)利用形式多样化的教具和教学资源,如实物、图片、模型、幻灯、电视和电影等直观手段,讲解要有动作,容易理解,留下深刻印象和记忆。

(3)尽量利用实际事例,以及日常生活有关资料与教材,使之感到与己有关,学会灵活运用,有所变通。

(4)在学习中注意其语言形象、具体、生动有趣,对有语言障碍者,允许他用手势表达,但鼓励他发音,如果发音了,给予赞扬。

(5)立体训练:轻型脑瘫患儿可用该法,就是让孩子视、听、触觉及整个机体都能协调一致地活动,以促脑神经发育。让孩子弹奏乐器、打算盘、唱歌、跳舞、绘画等人体的多器官、多系统参与活动,可较大程度地对脑细胞进行生理性刺激,促进智力开发。

# 第四节 循序渐进连锁法

把各种课程系列地加以分为小型、具有逻辑顺序的学习单元,然后循序渐进教育。例如课程为"春天",可以划分为春天的月份、春天的天气、春天的花草、春天的蔬菜与水果等若干个小单元。通过学习唱春天的歌,在日历上找出春天的月份,到室外找到春天的花草,尝到春天的蔬菜与水果,充分运用视、听、味、嗅、触觉等多种感觉器官来体验春天。

连锁法大多用于学习自我服务技能,即将一个目标行为分解成一串相连的小步骤。例如,教孩子喝水,可分成以下 5 个环节。①右手(或左手)拿起杯子;②把杯子送到嘴边;③喝一口水;④咽下去;⑤把杯子放下。

每次教完所有步骤,让患儿做完之后,再强化。逐步学习,日渐减少协助,直到其能够自己完成。亦可学习穿珠,可用大孔木珠或胶管开始,逐渐依照患儿表现更改所需的木珠和穿线,直至达到会穿珠的目的。

# 第五节　脑瘫患儿的心理康复

## 一、小儿心理发育特点

了解小儿心理发育,对正确教育孩子大有裨益,小儿的心理发育可分为四期。

1. 婴儿期

这个时期婴儿完全依赖别人的照顾,其心理活动主要表现为对父母的依赖感。这种心理与婴儿日后性格的形成有很大关系。对父母信赖的婴儿日后会有爱心,与人相处互信互让;相反,则情绪不稳,冷漠悲观。

2. 幼儿期

幼儿一方面依赖家长,另一方面有一种朦胧的自主感,易产生违拗心理。对此,父母应视其情况加以引导。如他的行为是正确的,就应恰如其分地加以赞扬;若他的行为不合理,就不应该迁就。

3. 学前期

4~5岁,有足够的语言表达能力和一定的自理能力。他在主动自理成功后,会十分喜悦;若失败,则会产生失望情绪。这就要求父母多给予孩子鼓励,不宜只在他成功时才加以赞赏,以免他在失败时灰心丧气。

4. 学龄期

孩子学得一些知识，逐渐会形成一种自信心理。自信是成功的风帆，做父母的要充分注意到这一点。因此，当孩子对某问题固执己见时，不要粗暴地斥责他，而应该开展民主式的讨论，这才能防止孩子自卑心理的形成。

## 二、脑瘫患儿异常心理的表现

脑瘫患儿由于肢体不灵活，运动功能受限，活动范围小等原因，而导致异常的心理状态，主要有以下表现。

1. 孤独感

脑瘫患儿行动不便，不能与同龄小儿在一起玩耍、游戏、入托、入校等，常待在家里，很少与人交往，脱离人群，久而久之便产生孤独感，随年龄增长更觉是孤家寡人。

2. 自卑感

由于患儿发育滞后，活动姿势异常，心有余而力不足，动作笨拙，学习生活困难多，常需别人帮助。与周围小朋友相比，总觉不如别人，有时还受到别人的歧视和讥笑，更感到低人一等。沉重的疾病负担，使其情绪消沉，悲观失望，产生自卑感。

3. 过度依赖

因生活能力差，家长给予包办，失去锻炼机会，从小就习惯于依赖别人照料，缺乏主动性，长大后仍依赖别人。这类患儿缺乏自信心、胆小退缩、怕吃苦，甚至甘愿终生过寄生式的生活。

### 4. 自尊心强、敏感

因孩子自幼残疾,怕他人讥笑,家人不敢带他出门,总把孩子关在家里,使其失去了接触社会、经风雨见世面、开拓眼界及磨炼意志的机会。在家内对患儿娇宠如"皇帝",要什么给什么,一时达不到哭闹,偶尔外出见别人称呼"小瘫子",马上产生愤怒情绪,怒目而视或者骂人。

### 5. 不良行为

脑瘫患儿异常心理导致异常的行为。多固执、多动、易冲动、社交退缩、有强迫行为,2 岁时即可表现,主要是反复固有的动作,如检查重复整理和排列动作,反复头动与伸手,重复单词,焦虑和重复操作行为,同时还兼有害怕情绪。还可出现选择性缄默症,表现为拒绝与任何人接触及说话,这与人体气质及生物学的易感性有关。另有沉默、胆小、爱打人、发脾气,有的患儿存在拍手,打自己的头,拔头发,抓住东西往嘴里啃咬,爬高不怕危险,一个人待着喊叫,破坏东西从不心痛等表现。

### 6. 认知障碍

儿童认知功能涉及学习能力、智力、记忆力及注意力等。脑瘫患儿存在认知障碍,如记忆、学习及集中精力有困难。认知异常是影响患儿生活质量的重要原因之一。他的认知功能取决于脑损伤程度,遗传与环境因素也有一定的作用。患儿的情绪和行为也能影响学习潜能的发挥。

7.情绪障碍

大多数的患儿有情绪紊乱。恐慌症以四肢和躯体运动障碍患儿、痉挛型患儿多见。其表现为:发抖、下颌颤动、心悸、出汗、呼吸短促、虚弱、害怕,失去控制能力,多见于年长患儿,害怕拥挤人群及声音,喜欢孤独自玩。

## 三、培养脑瘫患儿良好心理状态

家长不要因为孩子有病,怕他受委屈,生活上照顾得无微不至,也不要忽视教育与训练,要抓好孩子的运动、语言、人际交流的训练,特别是手功能的训练。使孩子多做运动,扩大认识范围,发展独立生活能力,心理自然就会趋于正常发展。

脑瘫患儿由于疾病多年缠绵,常产生自卑感、情绪抑郁,加之来自社会和家庭歧视等导致心理障碍,怎样培养其良好心理状态,应根据残疾情况予以区别对待。

1.不歧视患儿

对有自卑感的患儿,应更注意爱护、体贴与鼓励,不歧视及偏见。尊重他们的人格,把他们看作正常儿童,他们做不到的事不强求,对于他们能做的事,给予赞扬与鼓励。多议论他的长处,表扬他的优点,分析他们可能发展的方面。教育他勇于正视生活的困难,向残疾的躯体挑战,通过自强不息的努力,充分发挥其潜在天赋。

2.不溺爱患儿

对过度依赖的患儿,父母不要过分溺爱,认为孩子有病挺"可怜",百依百顺,养成过度依赖的习惯。要经常鼓励孩子,从精神上战胜疾病,树立生活的信心,做些力所能及的事。对于有认知障碍涉及智力低下的问题,只有加强耐心的教育与管理,促使其智力发育。

## 四、异常心理的行为疗法

行为疗法,即建立在巴甫洛夫条件反射理论基础上的一种心理疗法。比如,行为模式决定反应的结果,当一连串行为结果能够得到奖赏的话,则会促进这些行为再发生。相反,一些行为的结果若是不愉快的,则这类行为就会减弱或消退。

1. 脱敏疗法

让患儿逐渐暴露在引起恐惧或焦虑的实物或情景面前,使他参加到与恐惧焦虑相对抗的活动中。如害怕猫狗的小孩,可让他先站在远处、高处观看拴着的猫狗,熟悉后再逐渐接近,直到消除恐惧。

2. 示范疗法

一切直接经验的学习,都是由于看到别人的所作所为,看到了这些行为的结果。创造机会让有行为问题的儿童看到别的孩子的正确行为,并得到相应的表扬、奖励,则可产生显著的疗效。

3. 阳性强化法

如治疗儿童遗尿,可在白天让他尽量控制尿意,并予以奖励,控制时间逐日延长,直到 45 分钟为止,疗效可达 67%。又如训练弱智儿童扫地,首先自己扫,他在旁边看,然后手把手地教他扫,每扫完一次,即给予奖赏。一周后,要求他自己扫,同时声明:干得好,有奖励。

当他按照要求完成工作后,即时给予奖赏。

在现实生活中,人们大量地接受使用多种形式的强化物,如学生得到老师的表扬或奖励后,更加努力学习;优秀工人晋升工资,更加忘我的工作,这些均是强化学生、工人的良性行为。

(1)强化物。在行为强化过程中,凡是能加强行为的强度或提高行为发生率的行为结果,称为强化物。根据强化物的作用特点分类如下。

1)基本强化物,指能提供满足机体基本生理需要的东西。食物是饥饿者的强化物,水是渴者的强化物,强化物在脑瘫患儿训练中运用很广,尤其是对年龄较小、智力低下更优先考虑。

2)次级强化物,又叫条件强化物。表扬、微笑等均属于次级强化物。以基本强化物为基础,与其配合作用,否则不能起到强化物的作用。

3)自然强化物:当患儿治疗训练时可以休息一下,休息就是自然强化物。它有两个特点,一是经济实用,二是以待期望的行为巩固。

以上强化物都是给环境中增加一种良性的愉快的感觉,又称为积极强化物,是行为矫治的关键。

4)消极强化物,它常用来停止环境中正在进行的令人不愉快的事物,如果被训练者达到目标行为时,可以让他从受到惩罚中摆脱出来,这种行为的强化叫消极强化法。一个犯了错误的患儿不肯承认错误,可以对他进行惩罚,将他暂时隔离在空屋内,一旦承认了错误并表示改正,就立即让他出来,以此强化认错的行为。由于消极强化与惩罚联系在一起,具有一定的副作用,如使用不当,可能造成恶性循环,在脑瘫患儿康复训练中须慎用。

根据强化物的性质分类如下:①物质强化物,如食物、玩具等,它们在脑瘫患儿治疗中普遍采用,许多玩具既是强化物,又是训练玩具。②活动强化物,指患儿喜欢参加或从事活动,如听故事、做游戏等。③社交强化物,在与他人交往中,对方用的动作或表情对其行为所表示的赞许或好感,如拥抱、微笑、表扬等。这类强化物不用花钱,方便、自然,可以使患儿在心理上、精神上得到满足,经常使用。④象征性强化物,例如,小红旗、小红花等,这类强化物是行为与实际奖励之间的桥梁。

(2)选择方法。强化物因人而异,一块山楂糕可能对患儿甲是强化物,但对患儿乙就不一定是强化物。甚至同一事物对同一患儿,在一定时间内是强化物,而在另一时间就不一定是了。因此,需要通过一系列办法来辨认选择适当的强化物。①观察:通过耐心细致地观察患儿行为,可以发现他喜欢什么,选择有效的强化物。②询问:列举一些强化物,直接征询患儿意见,据其反应来选择强化物。③示范:对于缺乏使用某种强化物经验的患儿,示范表示强化物的内容和特点,使其加深理解,很快接受而且喜欢。④注意事项:具有在患儿准确达到或努力达到目标行为时,才能给予强化物。脑瘫患儿自身的障碍,在接受强化物后,所期望的行为可能并不会立即出现,应耐心等待,给予充分的时间以做出反应。

(3)行为强化方法。①塑形:在脑瘫患儿康复训练中,塑形是一个不可忽视的重要手段。使用这个手段可以较容易地使患儿掌握一个较复杂的行为。例如,教患儿画房子,就应该将这个任务分解成若干个小步骤,可以先教会患儿画直线、方块、三角形。患儿一旦学会了这些单一的技巧,只要将这些技巧进行一定顺序的组合,就能比较容易地画出房子。②示范与模仿:教授一种新的行为、新技巧,有时只讲明还不够,还需要提供一个正确的示范,以便模仿。尤其在脑瘫患儿康复中更是如此,无论是肢体功能还是语言功能的训练,都应配合适当的动作示范,让患儿得到来自听觉指示的同时,也得到来自视觉的直观印象,然后再模仿。在做示范时,指导者应放慢速度,动作要做得准确、清楚,一目了然,便于患儿模仿。

示范与模仿的方式:①通过幻灯、电影和录像等手段向患儿示范某种行为,使他们通过观察,领会和理解这种行为,以后模仿这种行为。②让患儿处在现场环境中观察,指导者或其他孩子做某种行为的示范,使患儿领会与理解,然后模仿这种行为。脑瘫患儿通过观察与模仿,学会正常儿童的行为。有人认为正常儿童本身可能成为残疾儿童的小老师,帮助他们获得适宜的行为。

(4)任务分析。指导者在选择行为目标之后,尚需将它分解成若干个小目标,以便患儿逐一完成,这个过程叫任务分析。同一个行为目标,对于一个基础好的患儿,可以分成两个小目标,而对于一个基础差的患儿则要多分几步才能完成。每一个小目标之间都有一定的联系,后一个小目标应建立在前一个小目标的基础上,每一个小目标应设计得使患儿经过努力比较容易完成,这样可以使指导者和患儿对于康复治疗都充满信心。举例如下。

行为目标:李华将独立地画出正方形。经过任务分析,可分解以下 5 个小目标:①李华在妈妈手把手的帮助下画正方形;②李华可以按照连接指示点的方法,并在口头提示下画出正方形;③李华可以照样子画出正方形;④李华在口头提示下画出正方形;⑤李华能独立地画出正方形。

任务分析做得越严谨,训练就进行得越顺利。一些康复工作者抱怨某些训练进展太慢,甚至失败,很可能因为未掌握任务分析的方法。在训练过程中,如患儿在某一个小目标上停滞不前,很可能是由于这一个小目标对他来说,仍然太困难。这时指导者应设法进一步将它分解成更小的步骤,以便患儿经过努力能够完成。

# 第六节　心理咨询治疗

心理咨询治疗,是指应用心理学的理论与方法,对有心理障碍的脑瘫患儿,通过语言交流的方式进行安慰、疏导、支持和矫治等技术,以改善患儿的不良心态与适应方式,缓解或消除其症状与痛苦,矫正不良行为,增进身心健康。

1.适应范围及作用机制

从广义上讲,各种身心疾病患者以及由社会适应不良和躯体疾病导致的心理障碍,都可用心理咨询治疗作为主要的或辅助性的手段进行干预。下面是可能出现脑瘫心理咨询治疗的几个常见问题。

（1）社会适应不良所致心理障碍患儿从家庭走向托幼机构,走向学校,走向社会,生活环境发生了很大变化,不易适应;或学习中遇到困难,人际交往上退缩,会产生恐惧、自卑、自责及失落情绪等。这样可给予环境的调适安置和支持性心理治疗。

（2）神经性障碍包括睡眠障碍、焦虑症、抑郁症等,可采用松弛训练、认知疗法等进行干预。

（3）人格障碍包括依赖型人格、循环型人格、分裂型人格等,可采用行为治疗、分析治疗等方法矫治。

（4）其他如书写痉挛、偏头痛、口吃、遗尿等身心疾患。

心理咨询的作用,主要通过以下机制来达到:①提供支持与帮助;②增进了解与领悟;③进行学习与训练;④促进康复与成长。

2.心理咨询治疗的一般过程

心理咨询治疗的基本过程,一般可分为如下四个阶段。

（1）了解病情病因,建立相互信赖的医患关系。要了解患儿的心病,患者的信任是治疗的前提。首先应满腔热忱地真诚地关心和同情他,获取他的信赖。详细了解他的病情,查清来龙去脉,了解其心理、社会背景,有针对性地进行治疗。

（2）分析认识问题,确定治疗目标。在了解病情病因的基础上,对可靠材料分析比较,找出问题的关键之处,确定治疗方案及方法。其病因若是潜意识中的矛盾,可用分析疗法;如属习得的不良行为习惯,则适合行为疗法;如属认知歪曲,则应帮助患儿发现认知错误,通过认知疗法来解决。

（3）矫正不良情绪和行为，培养新的适应能力。医者凭着良好的医患关系，改变患儿认知、情绪和行为，鼓励、支持患儿矫正其歪曲的认知或消极的情绪与行为，并督促训练病人培养新的适应能力，重建健康心态及人格。

（4）巩固成效，结束治疗。经过矫正和重建之后，病情逐渐好转，治疗目标业已实现。此时应鼓励患儿将重新习得的经验和技巧付诸实践，并布置适当的任务和家庭作业。如患儿的症状消失或明显减轻，增强了对环境适应能力，人格得到了新的建树和完善，即可终止治疗。如经过一段时间的治疗症状无改善，则应对原方案进行调整甚至放弃原方案，更换新的治疗措施。

# 参考文献

[1]中国康复医学会儿童康复专业委员会,中国残疾人康复协会小儿脑性瘫痪康复专业委员会,《中国脑性瘫痪康复指南》编委会.中国脑性瘫痪康复指南(2015)[J].中国实用乡村医生杂志,2015(22):12-19.

[2]胡永善.运动疗法应用研究进展[M].北京:人民卫生出版社,2010.

[3]何雪萍,陈励和.应用Vojta疗法对中枢性协调障碍儿进行早期干预的临床观察[J].中国医学创新,2011(13):154-155.

[4]刘振寰.让脑瘫患儿童拥有幸福人生[M].北京:中国妇女出版社,2009.

[5]李树春,李晓捷.儿童康复医学[M].北京:人民卫生出版社,2006.

[6]陈秀洁.小儿脑性瘫痪的神经发育学治疗法[M].2版.郑州:河南科学技术出版社,2012.

[7]M. RHONDA FOLIO,REBECCA R. FEWELL. Peabody运动发育量表[M].2版.李明,黄真,译.北京:北京大学医学出版社,2006.

［8］韩群英.小儿脑瘫的防治与康复［M］.北京:人民卫生出版
　　社,2001.

［9］黄金容,张峰,陈福建,等.小儿脑瘫痉挛的传统康复治疗策略［J］.
　　辽宁中医杂志,2015(2):284-287.

［10］姚宝珍,凌伟,夏利平,等.脑性瘫痪患儿语言障碍的综合治疗［J］.
　　中华物理医学与康复杂志,2006(3):192-194.

［11］岳彬,阎志新,张洁.小儿脑瘫［M］.北京:化学工业出版社,
　　2013.

［12］乔志恒,华桂茹.理疗学［M］.2版.北京:华夏出版社,2013.

［13］燕铁斌.康复医学前沿［M］.北京:人民军医出版社,2014.

［14］卢庆春.脑性瘫痪的现代诊断与治疗［M］.北京:华夏出版
　　社,2000.

［15］汪受传.中医儿科学［M］.上海:上海科学技术出版社,2006.

［16］王宏杰.头皮针刺治疗脑性瘫痪患儿语言功能落后临床观察［J］.
　　中国中西医结合儿科学,2010(1):32-33.

［17］李晓捷.实用小儿脑性瘫痪康复治疗技术［M］.北京:人民卫生
　　出版社,2016.

［18］林庆,李松.小儿脑性瘫痪［M］.北京:北京医科大学出版
　　社,2000.

［19］韩群英.脑性瘫痪中西医治疗与康复［M］.北京:人民卫生出版
　　社,2000.